最新！腸内細菌を味方につける30の方法

健康・長寿・美容のカギは
腸内フローラと腸内細菌！

藤田紘一郎

ワニブックス
PLUS新書

はじめに

　医療の進歩は日進月歩です。そうした医学界の中で、現在もっとも急速に変動が起こっている分野の一つが、腸内細菌に関する研究です。

　以前から腸内細菌の研究は行われていました。しかし、一部の研究者が行う静かなものでした。私も腸にすむ微生物の研究を始め、40年がたとうとしています。この間、腸にすむ寄生虫や腸内細菌を追い出し、身の回りから細菌を排除するような生活環境がアレルギーを急増させていることを突き止め、医学界に何度も報告し、社会にも警鐘を鳴らしてきました。しかし、日本の医学界にはそっぽを向かれ、現代医療に反することをいっていると目の敵にされ、細菌を排除するような商品を販売するメーカーからは何度となくクレームを受けました。

ところが、わずか数年の間に、腸内細菌をとりまく環境は激変しました。近年の遺伝子研究とコンピューターの発達を受けて、腸内細菌の大規模な遺伝子解析が行われたことが一つのきっかけとなっています。

以前は、腸内細菌の研究は、培養によって種類を特定する方法しかありませんでした。このとき、腸内細菌の数は500種類、100兆個と推定されていました。ところが、遺伝子解析によって、腸内細菌は3万種、1000兆個もいるとわかってきました。

また、かつては「善玉菌が腸によいことをして、悪玉菌が悪いことをする」と単純に語られていた腸の世界が、実は非常に複雑であり、体と心の状態を支配するほどの影響力を持っていることが明らかになってきたのです。

その影響力とは、私たち人間が感じているものよりもすさまじいものです。健康も病気も腸からつくり出されるといっても過言ではないほどです。腸内細菌の乱れが起こす病気は、風邪や食中毒などの感染症にとどまらず、がんや肥満、動脈硬化症、糖尿病、脳卒中、心筋梗塞などの生活習慣病、認知症、うつ病、アレルギー疾患、自己免疫疾患にまで及んでいるのです。しかも、最近の研究では、自閉症などの発達障害や、パーキンソン病にまで関与している可能性が示されています。

すなわち、病気になるもならないも、すべての人のおなかにすみついている腸内細菌しだいといっても間違いはないでしょう。

大事なのは、腸内細菌を人生の味方につけることです。そうすることで、体と心の状態はあなたが思っている以上に変わってきます。私たちはそんなにもすごいものをおなかに抱えて生きています。

そのための方法を1人でも多くの人に知っていただきたくて、私は本書の上梓を決めました。でも、それは著者としてちょっと怖いことでもあったのです。研究のさらなる発展によって、この2~3年のうちにこの本に書いたことがひっくり返されてしまう可能性もあるからです。

そんな非常におもしろくて偉大で愛らしい腸内細菌の世界をどうぞ知ってください。

そして、腸内細菌を味方につける生活術を今日から実践していきましょう。

目次

1

私たちの腸にすむ「もうひとりの自分」を意識せよ

明らかにされつつある腸内細菌の真実

おなかに手を当ててみてください。

そこには、「もうひとりのあなた」がすんでいます。スピリチュアルな話をするのではありません。科学的に証明されている真実の話をこれからしていくのです。

私たちの腸には、3万種、1000兆個という数の細菌がすんでいます。重さでいうと、およそ2キログラムにもなります。たとえてみれば、胎生8～9カ月の赤ちゃんほどの重さとなるでしょう。細菌の一つ一つは目に見えないほどはかないものですが、塊にすると、こんなにも大きな存在になるのです。そんな彼らは、腸の壁にくっついて、宿主であるあなたに日々影響を与えています。

今、世界中で腸内細菌の研究が急速に進んでいます。これほどさかんになったのはここ数年のことで、新プロジェクトが次々に始動しています。**腸内細菌には現代医療の限界を超える力があるとして、期待と夢が寄せられている**のです。

アメリカでは2007年から総費用1億5000万ドル以上と5年間の歳月をかけ、国立衛生研究所が「ヒト・マイクロバイオーム・プロジェクト」を実行しました。腸内細菌一つ一つのDNA配列の全般にわたる解読を目指したのです。

マイクロバイオームとは「細菌叢《さいきんそう》」のことで、微生物の生態系を意味します。ちなみに「叢」とは「草むら」の意味です。

腸内細菌はこれまで、糞便を採取して培養できる菌のみで説明されてきました。しかし、培養では微生物の多くを増殖させることができず、同定できたのはわずかな菌に限られていました。腸内細菌の多くは嫌気性であり、酸素のない環境で活動しています。このため、研究室で培地に移しても成長できるものが少ないのです。ほんの数年前までは、その限られた細菌群だけで、腸内細菌叢全般が語られていました。

ところが、近年の遺伝子研究とコンピューターの進歩により、すべての細菌群が有している「16SリボゾームRNA遺伝子」の塩基配列から、菌を同定できるようになりました。加えて、細菌全体の遺伝子を解析できる「メタゲノム解析」により、腸内細菌叢の遺伝子の組成を調べることも可能となっています。

こうした**最新の方法で腸内細菌の種類と数を調べてみると、これまでわかっていたものより、菌種も数も、圧倒的に多いことが明らかになった**のです。それが、３万種、１０００兆個という数です。

アメリカ国立衛生研究所では、健常成人の全微生物属のうち81～99％を同定したと見積もっています。この研究はおおいに注目され、２００８年には世界中の研究者が集う「国際ヒト・マイクロバイオーム・コンソーシアム」と、欧州８カ国の産学13機関が参加する「MetaHIT」という2つの国際的なプロジェクトが立ち上げられました。腸内細菌が人間の健康にどう関与しているのか、さらなる解明を目指すのが目的です。

日本でも、腸内細菌がにわかに注目を集めるようになっています。これは研究者の間だけの風潮ではありません。ＮＨＫスペシャルで「腸内フローラ　解明！驚異の細菌パワー」という番組が放送されたことをきっかけに、新聞や雑誌、テレビ番組などでもたびたびとり上げられるようになりました。たくさんの人が、おなかにすむ「もうひとりの自分」を強く意識するようになってきているのです。

おなかに息づく多様な世界

腸内細菌から見れば、人間は「宿主」となります。宿主とはご存じのとおり、寄生生物に寄生される側の生物のことです。私たちと腸内細菌は共生関係にあるわけです。

共生というと、異種の生物が助けあいながら生きていく美しいイメージがあるかもしれません。また、私たちはともすると、「きれい・汚い」「よい・悪い」「正しい・間違っている」などの二元的な価値観にとらわれがちです。しかし、人間と腸内細菌の共生とは、単純な二元化やきれいごとでは表現のできない、もっと生々しく、善と悪のどちらともつかないものが入り交じる複雑な世界のありさまそのものです。

アメリカ国立衛生研究所は、人間に寄生する細菌の圧倒的な多さと働きの複雑さを**「各身体部位には、アマゾンの熱帯雨林とサハラ砂漠に匹敵するほど、多様な微生物群が生息している可能性がある」**と伝えています。

腸内細菌の世界をたとえてみるならば、宿主である人間が地球、腸内細菌は地球にすむ多様な生物といえるのかもしれません。生態系を絶妙に保てていた間はおおむね穏やかだった地球も、爆発的に増加した人間の身勝手なふるまいにより温暖化が深刻になり、激しい気候変動に見舞われています。人間は地球にとって善か悪か――。善でありたいと願いながらも、日々の生活によって環境を汚染する悪となりがちなのは、私たち自身がよく知っているところです。

腸内細菌はたびたび**「善玉菌」「悪玉菌」「日和見菌《ひよりみ》」**という3つに分類されます。体によい働きをするものを「善玉菌」、悪さをするものを「悪玉菌」、強いものになびくどっちつかずのものを「日和見菌」と呼んできました。複雑な細菌の世界をわかりやすく語る際にはとても便利な言葉なのですが、細菌に対する誤解がここから生まれてくるのも事実です。**善玉菌と呼ばれる菌だけが体に必要なのではなく、悪玉菌も日和見菌もとても大事な働きを担っている**ことがわかっています。

微生物の世界は壮大で複雑です。有用なものを選び、不要なものは排除する、という選別を宿主ができるものではありません。善も悪もすべてを包括した「もうひとりの自分」が私たちの腸の中にすんでいることを、まずは心にとめておいてください。

2

あなたにはあなただけの腸内細菌叢があることを知ろう

腸内細菌叢から個人を識別できる

映画やドラマでは、犯罪現場に残った指紋が重要証拠となるシーンをよく見かけます。犯罪者が証拠隠滅のために指紋を拭きとって逃走するシーンもお決まりでしょう。世界に同じ指紋を持つ人は二人となく、指紋はウソをつかないからです。

同様に、腸内細菌叢も三者三様であり、ウソをつきません。道端にウンコをして逃走すれば、それが誰のものか、遺伝子解析を行えばわかる時代になりました。**あなたの腸内細菌叢は、世界中であなたの腸内だけにしか見られない唯一無二のもの**です。腸にどんな種類の細菌がすみついていて、どんな遺伝子を持っているのか、腸内細菌叢の組成はひとりひとり異なるのです。

腸内細菌叢から個人を識別できることも、この数年の遺伝子解析によりわかったことです。国際ヒト・マイクロバイオーム・コンソーシアムでは、現在、大規模な「ヒト・マイクロバイオーム・プロジェクト」が行われています。口の中や消化管、泌尿器、皮膚などにすむヒト常在菌を数百名から集め、ゲノム解読による大規模なデータベース化を進めているのです。この計画は「2番目のヒトゲノム解読計画」とも称されています。人のゲノムの全塩基配列を1953年から50年間かけて完了させたビッグプロジェクト「ヒトゲノム計画」になぞらえているのです。ちなみにゲノムとは、DNAのすべての遺伝情報を表します。

ヒト・マイクロバイオーム・プロジェクトでは、一卵性双生児や親子、兄弟、ともに暮らす家族の腸内細菌叢の組成がどのくらい似通っているのかも、調査されています。わかったことは、**一卵性双生児や親子であっても、両者の類似性はさほど高くない**ということです。一卵性双生児の腸内細菌叢が、他人と同じくらい違っていることもあります。

他にも、人の腸内細菌叢を遺伝子解析した研究から、予想を覆す真実が次々と明らかになっています。遺伝子の数の多さも驚くべき事実の一つです。**人間の遺伝子は2万〜2万5000個です。これに対し、腸内細菌の遺伝子数は330万個にも上ります。**人間の遺伝子のおよそ150倍もあることがわかったのです。この数を見ただけで、宿主に腸内細菌が与える影響の大きさを予想できるのではないでしょうか。

赤ちゃんはハイハイで腸内細菌をとり込む

それでは、私たちの唯一無二の存在である腸内細菌叢は、どのように組成を決めるのでしょうか。

答えは、誕生から乳児期の生活にあります。なんと**生後わずか1年間のうちに、生涯にわたる腸内細菌叢の組成は決定づけられてしまう**のです。

母親の胎内では一つの細菌もなく、完全なる無菌状態が保たれています。最初に菌の洗礼を受けるのは、産道を通るときです。そして外界に産み落とされた瞬間から、赤ちゃんは膨大な細菌を浴び、腸や皮膚、気道などで細菌たちが繁殖していくことになります。

生後1年間で、赤ちゃんはまるでスポンジのように細菌をとり込んでいきます。母乳を飲み、母親とスキンシップをすることは、大量の細菌を獲得する絶好のチャンスです。両親や祖父母、兄弟、親戚、両親の友人、近所の子どもたちとふれあい、抱っこをされ、キスをたくさんしてもらえば、その子は多種多様な細菌がすむ見事な腸内環境を築くことができるでしょう。

加えて大事なのは、赤ちゃんが手足をチュパチュパとなめることです。いろんなものに触れた手足には、たくさんの雑菌がくっつきます。**赤ちゃんがなんでもなめたがるのは、多種多様な細菌をとり込んで立派な腸内細菌叢をつくろうとする本能**です。大人からすると、それは「バッチイ」と感じる行為でしょう。しかし、それが大切な本能であることは、多くの動物を観察するとよくわかります。

たとえばコアラの赤ちゃんは、生まれるとすぐに母親の便や土をなめます。そこにいる細菌類をおなかに入れるためです。コアラのエサとなるユーカリの葉には毒性があります。これを無毒化するのは、消化管にいる細菌たちです。コアラの赤ちゃんはユーカリの葉を食べられる腸を築くために、母親の便をなめるのです。

パンダの赤ちゃんも同じです。パンダのエサは、かたい笹の葉です。しかし、パンダはこれを消化する酵素を持っていません。腸内細菌がその酵素をつくってくれるのです。よって、パンダの赤ちゃんも、生まれるとすぐに母親の便や土をなめるようになります。

人間の赤ちゃんは母親の便をなめませんが、そのぶん、自分の手足や母親の肌をなめて大量の細菌を得ているというわけです。

また、**ハイハイは腸内細菌叢の形成にとても大事な行動**です。ハイハイをすると、手足にたくさんの細菌がつきます。人が歩く床には、土の中にいる土壌菌の仲間がたくさんいます。詳しくは順々にお話ししていきますが、腸内細菌の大半は土壌菌の仲間たちです。**室内で暮らす人間の赤ちゃんは、ハイハイをした手足をなめることで、腸に土壌菌をたっぷりと摂取しています。**

ところが、「赤ちゃんがハイハイするから」といって、薬剤を使って床を殺菌したり、手袋や靴下を着けさせたりしたらどうなると思いますか？　人間の腸内細菌叢の組成は1歳で決まってしまうのに、大事な土壌菌を得られなくなります。そのかわりに、殺菌作用のある薬剤を腸に入れることになるでしょう。**授乳の前におっぱいを消毒したり、哺乳瓶を殺菌したりするのもいけません。**腸内細菌叢の土台を築くこの時期に、バッチイものを排除した生活を送ることほど健康を害することはないのです。

3

病原体を退治する〝免疫の武器〟が腸内細菌の選別を行っている

病原体は腸から体内に入り込む

腸は、人体最大の免疫機関です。免疫とは、病気を防いだり、病気を治そうとしたりする働きのことです。**「感染からの防衛」「健康の維持と増進」「老化と病気の予防」**が免疫の主な働きです。人が健康に生きるためのシステムが免疫だと考えていただくとわかりやすいでしょう。その**免疫力のおよそ70％を腸がつくっている**のです。

腸が人体の免疫の大半を担うのは、病原体が腸から侵入するからです。腸は「内なる外」です。人の消化管は、口から肛門まで9メートルにも及ぶ一本の管になっています。口から入ったものは食道と胃を通り抜けて腸にたどり着き、ここで消化されたのちに吸収されます。同じように、病原体の多くも腸より体内に入り込むのです。

そのため、腸には多くの免疫組織が集まるようになりました。腸管の免疫では「自己」と「非自己」がたえず識別されています。食べたり飲んだりしたものも、腸にとっては外から侵入してきた非自己です。そこで、腸は食べたものを分解してブドウ糖やアミノ酸、脂肪酸などの最小粒子にし、非自己物質としての機能を失わせます。これが腸の行う「消化」の働きです。消化されたものは、腸管の表面を覆う上皮細胞から体内に吸収されます。

腸の上皮細胞の表面には、粘液があります。この粘液には、消化された栄養素にまぎれて病原体が体内に侵入しないように殺菌物質やウイルスを不活化する物質が含まれています。また、「ＩｇＡ抗体」という免疫物質も大量に存在しています。

抗体とは、特定の非自己物質にくっついて、その異物を排除する分子のことです。つまり、異物を退治するための武器だと考えるとよいでしょう。**私たちの免疫は、どんな異物に対してもぴったりの抗体をつくり出すことができます。**

腸内細菌を選別するＩｇＡ抗体

最近の研究により、**ＩｇＡ抗体には腸内細菌を選別する機能がある**ことがわかってきました。人の腸内細菌叢の組成は、生後1年間でほとんどが決まってしまいます。

そこにIgA抗体が関与しているというのです。

0歳児の赤ちゃんは、周囲の細菌をスポンジのように体にとり込んでいくとお話ししました。しかし、腸に侵入してきたすべての細菌を腸にすまわせるわけではありません。どの細菌を腸にすまわせ、どれは受け入れないのか、それを決めているのはIgA抗体です。IgA抗体がくっついた細菌だけが、腸内の粘液にすみつくことができ、そうでないものは定着できないシステムになっていたのです。

これまで、IgA抗体は腸粘膜の中にあって、侵入してくる病原体を殺す物質だと知られてきました。しかし、実際には腸内細菌の選別にも働くことが明らかにされました。ここでもまた、腸内細菌の従来の常識が一つ覆されたというわけです。

IgA抗体が何を基準にして細菌を選んでいるのか、それはまだわかっていません。本人の体調によるのかもしれませんし、細菌の性質を見ているのかもしれません。

腸内細菌の選別の話でもう一つ興味深いこともあります。地球上には、現在のところおよそ80門に及ぶ細菌種が発見されています。「門」とは生物の分類階級の一つであり、「ドメイン↓界《かい》↓門《もん》↓綱《こう》↓目《もく》↓科《か》↓属《ぞく》↓種《しゅ》」と分けられます。腸にすむ細菌は、約80門あるうちのわずか4門のみです。その4門を多い順から紹介すると**「フィルミクテス門」「バクテロイデス門」「アクチノバクテリア門」「プロテオバクテリア門」**です。これらが、腸内細菌の90％以上を占めています。

80門のうち4門のみがIgA抗体に選ばれているということは、IgA抗体が強力に関与する、いまだ明らかになっていない理由が隠れているのでしょう。

いずれにせよ、誕生後1年以内に種々様々な細菌群を腸にとり込むことが、生涯にわたる腸内細菌叢の組成を決めることに間違いはありません。**腸内細菌を数多くとり込むには、IgA抗体が腸にたくさんあればよい**ことになります。その一つのポイントとなるのが、母乳です。

IgA抗体は、腸の粘液でつくられます。また、母乳の中にも含まれます。とりわけ**母親が初めて出す初乳には、たくさんのIgA抗体があります**。初乳の重要性は昔から伝えられていることですが、それは生後まもない時期の感染症を防ぐためといわれてきました。ところが、**初乳は細菌を腸にとり込むために必要**だったのです。

なお、**母乳で育った子は人工栄養（ミルク）で育った子よりアレルギーになりにくく**

いというデータがあります。日本の育児用ミルクは精度が高く、母乳に少しでも近づけるよう研究が重ねられています。しかし、母乳に勝ることはないようです。ミルクの原料になる牛乳にもＩｇＡ抗体は含まれますが、牛の乳が人間の体でどう働くのかはまったくわかっていません。

母乳で育つことが腸内細菌叢にとって重要であることは明らかです。しかし、それだけが大事ではないことも知っておいてください。２０１５年7月、新聞各紙にショッキングな記事が掲載されました。母乳ビジネスともいえる詐欺行為がネット上で行われていて、母乳の出方が悪くて悩む母親が被害者になったといいます。通信販売で売られた〝母乳〟は、数カ月前に搾乳された母乳少量と粉ミルクに水を加えた可能性の高い偽物で、通常の母乳の最大１０００倍の数のレンサ球菌など3種類の細菌が見つかりました。

たしかに母乳は大事だけれども、その目的の一つは腸内細菌叢を立派に育むことです。そのためにできることは、他にもたくさんあるのです。

4

腸内フローラは数日あれば変わる！ 生かすも枯らすも毎日の生活しだい

腸内環境は日々変動している

体は自分のものであって、ひとりだけのものではありません。１０００兆個という腸内細菌たちと共有している体です。成人の体はおよそ60兆個の細胞から構成されています。私たちの腸には、人体の全細胞より16倍以上もの数の細菌がすみついているのです。それはやはり「もうひとりの自分」がいるというに足るものでしょう。

どんな菌が腸にいるのかは、ひとりひとり異なります。たとえば、みなさんが知っている乳酸菌には、数千もの種類があります。そのうちの**どの乳酸菌が腸にいるのかは、人によって違います**。また、厳密にいえば、同じ菌種であっても人によって菌の遺伝子の組成に違いが見られます。私たちは同じ人間という生物ですが、遺伝子の組成にわずかな違いがあるのと同じことです。そうして考えると、腸内細菌の種類は現在のところ３万と推計されていますが、無限にあるとも答えられるのでしょう。

また、腸内細菌叢の組成は生後1年のうちにほぼ決まってしまうとお話ししました。

しかし、あなたの腸内細菌叢のうちどんな菌が繁栄して、どの菌が隅に追いやられてしまうのか、それはそのときどきの生活のしかたによって変動します。つまり、**腸内叢の組成は生後1年で決まってしまうけれども、腸内細菌叢の状態は、今の自分の生活しだい**なのです。

腸内細菌叢は、一般に「腸内フローラ」とも呼ばれます。「フローラ」とは「花畑」の意味です。あなたの〝腸〟という広大な土地には、生後1年のうちにさまざまな種類の花の種がまかれました。それらの種を生かすのもダメにするのも、どのように育てるのかも、すべては今のあなた自身にかかっています。

腸内フローラの世界は、とりわけ野生の花畑によく似ています。一見無秩序に咲き乱れているような花畑でも、よく見れば同じ仲間の花たちが塊になって群生しています。種々様々な花が塊をつくりながら色とりどりの花畑を築いている草原ほど、美しいものはありません。腸内フローラも同じです。腸内細菌は仲間たちと集団を築いて存在しています。そのお花畑を彩る種類や数は、人によって異なるものです。

同じ状態が常に保たれるわけではないところも、両者はよく似ているでしょう。風雨が強ければ、か弱いものから花弁は失われますし、害虫などの敵が発生すれば、花畑は蝕まれます。腸内フローラも同様です。**食生活が乱れて腸の状態が悪ければ腸内フローラは荒れますし、体に悪さをする細菌が爆発的に増えてしまえば、優良な菌たちはとたんに数を減らします。**

ただし、腸内フローラには野生の花畑と決定的に違う点があります。腸内バランスはひとたび崩れても、野生の花畑ほど再生に多くの時を必要とはしません。細菌の増殖力は植物よりずっと強いからです。ですから、**宿主が腸内フローラの乱れをいち早く察知して適正な努力を行えば、わずか数日間のうちに美しく整えられる**のです。

人の命は腸内細菌との共同作業で守られている

文明社会に生きていると、私たちは自然の存在を忘れてしまうことが往々にしてあります。しかし、人の腸には、太古から息づく大自然が広がっています。体はその自然に多大な影響を受けながら生命力を蓄えています。とくにここ数年の研究により、人体が独立して行える生命活動は極めて少なく、腸内細菌を含め、身体各所に寄生する細菌叢とのネットワークに依存しているところが大きいことがわかってきました。

たとえば、私たちの体は食べて出すことを命の根幹としています。食物の消化と排泄を担うのは腸ですが、腸がすべてを行えるのではありません。腸に入ってきた食物を、体が適正に吸収できるよう最小粒子への分解を支えているのが、腸内細菌です。**消化のしくみは、はじめから腸内細菌との共生ありきで組み立てられています。**腸だけの消化能力では、体が欲するように栄養素をとり入れることはできないのです。

排泄物を大きくするのも腸内細菌の働きです。ウンコは「食べたもののカス」と思われているかもしれませんが、そうではありません。食べカスはウンコの総量のうち、わずか5%に過ぎません。**ウンコの60%は水分で、20%が腸内細菌とその死骸、15%は腸粘膜細胞の死骸**です。つまり、固形部分の大半は、腸内細菌でできているのです。

消化吸収の場である腸に腐敗物がたまれば、発生した有毒なガスが全身に回ることは避けられません。そうならないよう、**腸内細菌はウンコを大きくして腸にたまった不要物を自らの体と一緒に外に出してくれている**のです。

さらに、免疫機能も腸内細菌との共同作業によって初めて成り立つものです。病原体の多くは腸から体内に入り込みます。**感染症を防ぐ最大の防波堤は腸です。**腸にたくさんの細菌がすむのは、病原体の侵入を防ぐためでもあるのです。腸内細菌は、縄張り争いをしながら腸の中に自分の生息場所を守っています。外から新たな細菌が侵入してくると、いっせいに攻撃してその排除に働くのです。

しかも腸内細菌は、腸にいる免疫細胞を活性化する力もあります。つまり、免疫システムだけでは十分な免疫力を発揮できず、免疫力を高めるには腸内細菌を増やすことが大事なのです。

こうした多くの働きを担っているからこそ、**腸内フローラの状態が悪化すると、さまざまな病気が起こってきてしまいます。**その病とは風邪や食中毒などの感染症のみならず、がんや動脈硬化症、認知症、アレルギー疾患、潰瘍性大腸炎、うつ病など多岐にわたるのです。

5

細菌を殺しては健康になれない！
おおらかにつきあう気持ちこそ
「菌活」「腸活」の基本

〝ウオシュレット〟の使いすぎには注意

私たちは、日々、無数の細菌との出合いをくり返しながら生きています。大気中にも菌は浮遊していますし、いたるところに付着しています。食物や食器類にも、テーブルにも、あたりまえのようにたくさんの細菌がついています。

携帯電話やパソコンのキーボードにも無数の菌がいます。人の皮膚にも「皮膚常在菌」と呼ばれる幾種類もの細菌群がすんでいます。携帯電話やキーボードにいる細菌叢を調べてみると、持ち主の皮膚常在菌叢とよく似た組成が見られます。

皮膚常在菌とは、人間の皮膚にすみつき、皮膚の脂肪を食べている細菌の種類です。これらの細菌たちが脂肪を食べると脂肪酸の膜がつくられます。この脂肪酸の膜は弱酸性であり、そのバリアが人の皮膚に病原菌がくっつくのを防いでくれています。

肌をきれいに整えたいのならば、石鹸で洗い過ぎないことです。石鹸で洗うと、皮膚にいる菌のうちおよそ９割がとれてしまいます。ただし、１割でも菌が残っていれば、その菌たちが再び増殖し、約12時間後にはもとの状態に戻ります。ところが、薬用石鹸のように殺菌作用の強力な洗剤で洗ってしまうと、菌が根こそぎ流されてしまい、再生に長い時間が必要となります。当然、脂肪酸のバリアは築かれないので、肌は病原菌などの異物に対して無力になります。洗浄力の強い洗剤を使っている人ほど肌荒れがひどいのは、こうした理由があるからです。

通常の手洗いは、水だけで十分です。外からついた病原菌は、脂肪酸のバリアがしっかり築かれていれば、水洗いできれいに洗い流せます。石鹸を使うのは、水洗いではとれない、目に見える汚れがあるときだけでよいのです。

腸内フローラや免疫の研究をしていると、「キレイはキタナイ、キタナイはキレイ」という言葉が頭から離れなくなります。**清潔に神経質になり、薬剤などの力で身の回りの雑菌をとり除いてしまうと、これ幸いと病原菌がとりつき、増殖を始めてキタナイ状態がつくられます。**反対に、種々様々な雑菌のいるところでは、病原菌など外からやってきた異物は攻撃されてしまい、増殖できないのです。

日本人が愛用するウオシュレットに代表される温水洗浄便座もこれがそのまま当て

はまる製品です。愛用者は、排便のあとの汚れやバイキンがとり除けてスッキリするといいます。これは間違いです。**強い水圧で肛門を洗っていると、肛門を守っている皮膚常在菌が洗い流されます。**こうなると**脂肪酸のバリアは壊れ、細菌感染しやすくなります。**温水洗浄便座の愛用者ほど肛門周辺にかゆみやヒリヒリ、赤みなどの症状が出やすいものです。

また、女性がビデ機能を使うのにも私は疑問を抱いています。女性の膣の中には、デーデルライン桿菌《かんきん》という乳酸菌がすんでいます。この菌は膣内のグリコーゲンを食べて乳酸をつくり、外部の菌が侵入できないように酸性のバリアを張ってくれています。そのおかげで女性の膣はいつもきれいです。細菌のたっぷりついた男性器が入ってきても問題ありません。

ところが、デーデルライン桿菌が死んでしまうと膣内は中性になります。中性になると、雑菌がものすごく増えやすくなります。水道水には殺菌作用の強い塩素が入っているため、ビデで膣を洗い過ぎているとデーデルライン桿菌が死んでしまいます。

国立国際医療センター戸山病院産婦人科と飯野病院の医師の共同研究によれば、膣内の乳酸菌の保有率は、温水洗浄便座の使用者は著しく低く、膣炎を起こしやすい状態にありました。膣炎は胎児の命にかかわる重大な病気です。実際、流産や早産を経験した女性の半数は、膣炎を起こしていたことがわかりました。

細菌は死んでからも種の繁栄のために働く

病原菌に侵されない体を築くには、何歳になっても細菌とおおらかな気持ちでふれあい、腸に積極的にとり込む生活を心がけることが大事です。

外から侵入した細菌の多くは、もともといる常在菌や免疫システムに邪魔をされ、生き残れません。しかし、それでよいのです。その死に際、細菌は自分の仲間を増やす因子を出します。細菌という目に見えない小さな生物の、ここがすごいところです。ただ単に命を閉ざすのではなく、死んでからも種のさらなる繁栄のために働くのです。

腸には約1000兆個という細菌がいます。その大半は、もともと私たちの身の回りや食べ物に生息していた菌たちです。乳児期を過ぎて外から侵入してきた菌たちは、酸度の高い胃を通過するのも難しく、生きて腸まで届いたとしても、腸にすみつくことはできません。しかし、**たくさんの菌が腸に侵入し、死に際に仲間を活性化する因子を出してくれることで、常在菌たちは数を増やし、活動力を高められる**のです。

最近は、美容と健康に熱心な人たちの間で「菌活」が流行っています。結婚に向けて活動するのが「婚活」、体に優良な菌を食生活にとり入れる活動が「菌活」、腸内環境を整える生活は「腸活」というそうです。

「菌活」も「腸活」も、腸内フローラを活性化するという目的は同じです。しかしその方法論を見ていると、発酵食品や食物繊維など食生活ばかりが問題にされ、身の回りの細菌とおおらかに接する重要性が見落とされています。

「菌活」「腸活」に勤しむかたわら、殺菌や除菌作用を持つ化学製品を身の回りのものや服、靴などに吹きかける人たちがいます。こんなのはおかしなことです。テーブルや手をアルコール除菌するのは、愚かなことです。**洗い過ぎは、自らキタナイ状態をつくる行為**です。身の回りにいる菌は、みんな常在菌の活性化に働いてくれています。その共生関係を断ち切っては、人が健康でいることなどできないのです。

6

人類は細菌のおかげで立派な脳を持てた。うぬぼれてはいけない

人類の祖先をたどれば細菌にたどり着く

「菌活」「腸活」をしたいのならば、腸内細菌が喜ぶことをしてあげるのがいちばんです。彼らにとってもっともうれしいことは、細菌との遭遇です。

腸内細菌は、仲間が入ってくれば喜んで働きを強化し、敵が入ってくれば闘って追い出します。腸内でくり広げられるドラマが壮大で複雑であればあるほど、腸内環境は強化され、「もうひとりの自分」は豊かに育まれます。

この営みは、人類誕生のときから変わっていません。そもそも人類の進化の起原をたどれば、深海に生まれた古細菌にたどり着きます。いってしまえば、人類の祖先は古細菌であり、細菌たちの力を支えに高等動物へと進化したのです。

腸内細菌を喜ばせるためには、私たちと彼らの共生の歴史を知っておくことも大事です。ここでは、その歴史を振り返っておきましょう。

地球上に生命が誕生したのは、約40億年前。宇宙から強力な放射線や紫外線が降り注ぐ中、深海に発生した古細菌こそが、あらゆる生物の祖先です。

私たち人類が誕生したのも、細菌の働きのおかげでした。光合成を行って酸素を出す、シアノバクテリアのような細菌が現れると、やがて地上が酸素で覆われるようになります。今でこそ、多くの生物は酸素がなければ生きていられませんが、酸素を知らずに命をつないできた古細菌にとって、酸素はまさに猛毒でした。酸素にはものを酸化そして変質させ、劣化（老化）させてしまう作用があるからです。

生物は、酸素を利用しなければさらなる進化を遂げられなくなりました。そうしたところから、酸素を処理できるα-プロテオバクテリアという好気性細菌が誕生します。古細菌の一部は、その好気性細菌を自分の中にとり込むことに成功しました。これこそ、私たちの細胞内に存在する小器官「ミトコンドリア」の起原です。

酸素にはものを劣化させる働きがある一方で、その強い燃焼力によって膨大なエネルギーを持続的につくり出す働きに長けていました。ミトコンドリアを得た単細胞生物はエネルギーを効率よく生成し、その力で爆発的な進化を遂げていきます。細胞内に遺伝子を収めた核をつくり、遺伝情報をもとに細胞の分裂をくり返し、多細胞生物へと進化していったのです。こうした変化が訪れたのは、約20億年前とされます。やがて、腸だけで生きる腔腸《こうちょう》動物が海の中で発生します。これがだいたい10億年前です。**あらゆる生物が初めて持った臓器は腸**でした。腔腸動物の腸内には、たくさんの細菌がすみつきました。腔腸動物は腸内細菌を得ることで消化吸収を助けられ、腸内細菌は宿主からエサをもらうという共生関係がここで生まれたのです。

このころの腸は、消化や排泄だけでなく、呼吸や血液循環などすべての生命活動を一手に引き受けていました。腸はやがて働きの内容に適した臓器を新たにつくり出していきました。それが、心臓、肝臓、腎臓、肺、胃などの臓器です。

この新たな臓器の誕生にも、腸内細菌が深く関与しています。**腸内細菌たちは、宿主の消化活動を助けるだけでなく、ビタミン類を合成し、外から侵入する敵を排除し、宿主の健康を増進する物質を生成し、腸にたまった不要物や有害物質を排泄させるという働きを行っています。**腸の働きは、腸内細菌を得たことで大きく軽減されたのです。腸内細菌の働きによって余剰になったエネルギーは、生物の進化につぎ込まれました。そのことが、新たな臓器が腸から分化していく原動力となったのです。

腸内細菌がいなければ、私たちは「人間」になれなかった

脳も腸から分化した臓器です。

腸にはもともとニューロンなどの神経細胞が存在していました。今でも腸は、大脳に匹敵する数の神経細胞を有しています。

また、心の状態を築くセロトニンやドーパミンなどは、脳内で分泌される神経伝達物質と思われています。しかし、その起原は腸にあります。腸内細菌が腸の多くの働きを肩代わりする中で、腸内細菌は仲間どうしでの情報伝達が必要になっていきました。セロトニンやドーパミンなどの神経伝達物質は、腸内細菌間の交流のために必然的に生まれたものだったのです。たとえば、「ビタミンを生成しましょう」「外敵が来たぞ！」などといった情報の伝達を、神経伝達物質を介して行っていたのです。

腸内細菌のおかげで腸は働きが軽くなり、そのぶん長さが短縮されました。長い腸が必要でなくなったのです。

一方、脳ができたのは、今から5億年前のことです。**腸が短縮されたぶん、生まれたばかりの脳に血液やエネルギーの多くが回されるようになりました。それよって脳は大きく発達できた**のです。

「脳・腸トレードオフ」という学説をご存じでしょうか。イギリスの人類学者、L・アイエロとP・フィーラーらの研究によれば、胃腸の縮小化と脳の増大化は、トレードオフ（差引関係）にあるとされています。

人類が今の脳を持てるようになったのは、腸内細菌のおかげです。人間の脳の発達の裏には、腸内細菌の活躍があったのです。人間と同じ霊長類のゴリラは、腸内細菌が非常に少ないために、腸は長いままです。栄養を得るために一日中食べていて、大量の血液を腸にとられてしまうため、脳を大きくできませんでした。

腸内細菌がいなければ、私たち人間の脳も小さいままだったでしょう。今のような高度で文化的な生活はできなかったはずです。私たちの祖先は細菌であり、今日も腸内細菌に支えられて生きています。そんな私たちが、「人間は万能」「細菌は下等」「バイキンはキタナイ」などとうぬぼれてはいけないのです。

7

がんやアレルギー、うつ病は人類の衰退を示す「退化病」。「理想の大便」が退化病を遠ざける

「退化病」に苦しむ人が増えているわけ

近年、病名はわかるのに治らない病気が増えています。

がん、動脈硬化症、認知症など、加齢にともなって患者数が増える病気や、アレルギー疾患などがその代表です。関節リウマチや潰瘍性大腸炎、クローン病など、自己免疫疾患になる人も増えています。自己免疫疾患とは、免疫機能が誤って自分の組織に攻撃をしかけて、体内に炎症を起こさせる病気のことです。加えて、うつ病や自律神経失調症、不眠症などに悩む人も増えています。

なぜでしょうか。いずれも、多くの人が土とともに、土を身近に感じながら生きていた時代には、極めて患者数の少ない病気でした。そうだとするならば、生活環境の変化が関与しているのは明らかでしょう。

この半世紀の間に起きた、食事を含む生活環境の劇的な変化が、人間の健康面にかつてないほどの悪影響を及ぼしているのは事実です。高度に発展した文明の恩恵は、人体機能を衰えさせるという弊害をもたらしました。それによって人体に表れてくる病気を「退化病」といいます。前述した病気のすべてが退化病に含まれます。この退化病に苦しめられているのは、先進国の人たちばかりです。

日本人の多くが老若男女関係なく退化病に苦しんでいる一因には、細菌にさらされる機会の減少がある、と私は考えています。風邪やインフルエンザ、食中毒などを起こす病原体に恐れをなすあまり、有益・有害を見直すことなく化学薬品の力で排除していることが、人と微生物との共生関係を変えてしまっているのです。**細菌をむやみに恐れ、一掃しようとする代償は、腸内フローラを貧弱にし、退化病を発症しやすい体になる、という形で自ら支払わなければならない**のです。

現代日本人の腸内フローラの貧弱化は、大便を見れば明らかです。日本人の腸内フローラがどれほど貧弱になっているかを知る、こんなエピソードがあります。

太平洋戦争中、日本軍の兵力を確認するために、米軍が日本軍の露営地跡を調べたそうです。米軍はそこに残された大量のウンコを見て、こんなに兵士の数がいてはとてもかなわないと判断し、その場から撤退しました。

ところが、日本軍の実際の兵数は、米軍の推定数よりはるかに少なかったのです。当時の日本人のウンコはとても大きく、1人400グラム以上はしていました。一方、米兵は、100グラム程度の小さなウンコしか出ていません。そんな貧相なウンコを基準に、日本兵の数を計算したものだから、慌ててしまったのでしょう。

今、日本人のウンコは戦時中の米兵のように貧弱です。ウンコの量も、現在は150~200グラムが一般的です。戦前の人たちの半分から3分の1に減っています。

大便の大半は、腸内細菌とその死骸であることはお話ししました。増えすぎてあふれた菌や、働きを終えた死骸が大便となって出てきます。つまり、**大便が大きいということは、腸内細菌の増殖力と活動力が高いことを表します**。大便には、腸内フローラの状態が如実に表れるのです。

理想の大便は「バナナ3本分、便切れが爽やかで、練り歯磨きや味噌の硬さ、黄褐色で匂いはかすか、ゆっくり水に沈む」というものです。バナナ1本は約100グラムですから、理想のウンコは300グラムです。400グラムも出れば、パーフェクトでしょう。こうした大便が毎日出ていれば、人は退化病になることはないのです。

花粉症を防ぐ9カ条

毎春、多くの人を悩ますスギ花粉症も退化病の一つです。腸内細菌の減少と腸内フローラの乱れは免疫力を衰えさせます。スギ花粉という体に無害なものにまで免疫機能が誤って攻撃をしかけ、アレルギー反応を示すのが花粉症です。２００９年、理化学研究所免疫・アレルギー科学総合研究センター（当時）の谷口克氏は子どもを花粉症にしないための方法として次の９カ条を紹介しています。これは大人にも通じるものです。適度に細菌を受け入れる環境が、免疫力を高めることを示しています。

1　**生後早期にＢＣＧを接種させる**

（結核菌には花粉症の発症を抑える作用があることがわかっています）

2　**幼児期からヨーグルトなど乳酸菌飲食物を摂取させる**

（乳酸菌には免疫力を高める作用があります）

3　**小児期にはなるべく抗生物質を使わない**
（抗生物質は病原菌の活動力を抑えるだけでなく、腸内細菌も減らします）

4　**猫、犬を家の中で飼育する**
（ペットを飼うことで、飼い主が細菌に曝露される機会が増えます）

5　**早期に託児所などに預け、細菌感染の機会を増やす**
（乳児期から多くの細菌に感染し、風邪を発症することで、免疫力は向上します）

6　**適度に不衛生な環境を維持する**
（殺菌・抗菌・除菌グッズの乱用は人と細菌の共存関係に悪影響をもたらします）

7　**狭い家で、子だくさんの状態で育てる**
（衛生的な環境で育てられている子ほど、免疫力が弱いことがわかっています）

8　**農家で育てる**
（土にふれあいながら生きる環境は、腸内フローラを豊かにします）

9　**手や顔を洗う回数を少なくする**
（石鹼は、病原菌だけでなく皮膚にいる常在菌まで洗い流してしまいます）

8

納豆は土壌菌の塊。
毎日食べておけば
腸内フローラも男性力も衰えない

腸内フローラの最大勢力は日和見菌

最近まで、乳酸菌やビフィズス菌などのいわゆる「善玉菌」ばかりが重視されてきました。たしかに、乳酸菌などの「善玉菌」が多い腸内環境は絶対に必要なものです。しかし、最近の研究では「日和見菌」が腸内環境において大変重要な働きをしていることがわかってきました。

以前、腸内フローラは培養できる細菌だけで判断されてきたことはお話ししました。このときには、500種類、100兆個の細菌が腸内にすんでいると推計されていました。ところが今は、遺伝子解析によって3万種、1000兆個の細菌がいると見られています。種類でいえば60倍、数でいうと10倍もの細菌数になります。遺伝子解析によって発見された、そうした細菌のほとんどは、日和見菌と考えられます。

腸内にいる菌種は主に「フィルミクテス門」「バクテロイデス門」「アクチノバクテリア門」「プロテオバクテリア門」の4つに分類できます。このうちフィルミクテス門とバクテロイデス門が日和見菌で、プロテオバクテリア門が悪玉菌に該当します。善玉菌はアクチノバクテリア門の細菌で、腸内フローラのわずか10％にも満たない存在なのです。

日和見菌とは、腸内環境が善玉菌優位の状態にあると善玉菌に加担し、悪玉菌優位のときには悪玉菌に加担する細菌たちです。そんなどちらつかずの細菌たちが、腸内環境の大半を占めていたのです。かつては、「善玉菌と悪玉菌は張り合いながら腸内に存在していて、善玉菌が多いほど腸内環境はよくなる」と語られ、日和見菌はあまり重視されていませんでした。ところが実際には、**日和見菌こそ腸内の最大勢力であり、彼らをどのように働かせるかが、腸内環境を改善する重要ポイント**だったのです。

納豆の菌は土にいる菌と同じ

腸の中で善玉菌の活動力が高まると、最大勢力の日和見菌がウワーッと善玉菌に味方をし始めるため、腸内環境が整います。反対に、悪玉菌の活動力が高まると、日和見菌がいっせいに悪玉菌に味方し始めます。こうなると、腸内には有害な毒素が発生するようになります。この毒素は細胞をがん化させたり、老化をうながしたりするなど、体に悪影響をもたらします。

つまり、「善玉菌生活を始めよう！」などといって、乳酸菌の摂取ばかり心がけていても、それだけでは健康にはなれないということです。腸内フローラをよい行いをする「もうひとりの自分」に育てるには、善玉菌の活動力を高めつつ、日和見菌を増やすことが必要なのです。

私たちの腸にいる日和見菌の多くは、土壌菌です。土壌菌とは土の中で生息する微生物のことです。土壌中には無限ともいえる数の多様な菌たちがいます。そうした土壌菌は、土そのものを形成する要素と考えてもよいでしょう。

土壌菌は、土の粒子が舞う空気中にも浮遊していますし、私たちの生活環境である室内にも生息しています。また、大豆の発酵食品は土壌菌がつくっているものです。

その代表といえば、納豆でしょう。**大豆を発酵させる納豆菌も、「枯草菌《こそうきん》」という土壌菌の仲間**です。枯草菌は硬い殻に覆われているため胃酸に強く、生きて腸まで届きます。そして腸に到着すると殻を破って、腸にすむ仲間たちを刺激して、おおいに活性化してくれるのです。

「納豆を食べると健康になる」とよくいわれます。実際に、納豆の健康効果は多くの研究によって明らかにされてきました。しかし、日和見菌である納豆菌そのものが、体になぜよいのかについては明快な答えがありませんでした。その答えは、日和見菌が腸内フローラの最大勢力であることを考えるとよくわかります。**納豆には日和見菌を増やして、腸内フローラの活動力を高める働きがある**のです。

私も75歳を過ぎ、これからもますます精力的に研究活動に勤しみたいので、納豆を毎日1～2パックは食べています。朝食には必ず1パック食べ、昼食にもなるべくとるようにしています。おかげさまで、私の腸内フローラはとても「よい子」です。毎朝、小さくてもバナナ3本分の排便があることが、それを証明してくれています。

さらに私は、土壌菌の塊をカプセルに詰めたものを毎日飲んでいます。土壌菌がどれほど腸の健康を増進するのか、身をもって証明しようと思ったのです。ただ、「土壌菌」と銘打つと厚生労働省が認めないので、大豆発酵食品というようにしています。

わずか1グラムの土の中には、なんと数億個もの土壌菌がすんでいます。私たちが開発したカプセルは1粒9グラムです。この土壌菌のカプセルを飲むようになって、75歳を過ぎても私の腸内フローラはますます元気になりました。

発酵博士として知られ、発酵菌の働きについて誰よりも詳しい小泉武夫・東京農業大学名誉教授にも土壌菌を試していただいたところ、「これはよく効きますね。私も久しぶりに朝勃ちしましたよ」と喜びの電話を翌朝にいただきました。男性器はもともと腸から分化したものです。したがって、腸の働きと密接にかかわりあっており、腸が元気ならば、男性器も早々に頼りなくなることはありません。

ただ、こうした特別なものをとらなくても、私たち日本人には納豆という頼もしい食材があります。**納豆を毎日食べましょう。ただし、外国産の大豆は遺伝子組み換えのものがあるので、そこは確認してください。**また、**休日には自然の中に出かけていって土とふれあうことでも、腸内の日和見菌を増やすことはできます。**まずは手軽にできることから始めていきましょう。

9

食物繊維を食べていると腸内細菌が善玉物質をつくり出す

大腸の健康を増進する「短鎖脂肪酸」

腸内フローラの最大勢力である日和見菌は、善玉菌や悪玉菌の味方をするだけの菌ではありません。最近の研究では、状況しだいでプラスにもマイナスにも、独自に働くことが明らかになっています。

従来の分類法に当てはめると、腸内細菌叢のうちフィルミクテス門とバクテロイデス門に属する細菌群が、日和見菌に該当します。日和見菌の多くは酸素のない環境でしか生きられないため培養できず、働きや性質についていまだ解明できていない部分がほとんどです。ただ、バクテロイデス門の細菌群は、どちらかというと体によい仕事をしてくれる菌であることがわかっています。

バクテロイデス門の細菌群において、とくに注目すべきは「短鎖脂肪酸」という物質をつくり出すことでしょう。この細菌群は、野菜や果物などに含まれる食物繊維やオリゴ糖を発酵し、短鎖脂肪酸を生成していることがわかってきました。

脂肪酸とは、油脂を構成する成分の一つです。体が活動するためのエネルギー源となる他、細胞膜の材料となったり、余剰分は脂肪となって脂肪細胞に蓄えられたりします。油脂は、常温で固体のものを「飽和脂肪酸」といって「脂」と記され、常温で液体のものを「不飽和脂肪酸」といって「油」と分類されます。

短鎖脂肪酸は飽和脂肪酸の中の一種です。飽和脂肪酸は、炭素の連なりの短いものから「短鎖脂肪酸」「中鎖脂肪酸」「長鎖脂肪酸」と3分類されます。短鎖脂肪酸は、炭素の数が6個以下のものを指します。

バクテロイデス門の腸内細菌は、この短鎖脂肪酸を食物繊維やオリゴ糖をエサとすることでつくり出しているのです。

短鎖脂肪酸の大半は、大腸が活動するエネルギー源となります。小腸で吸収しきれなかった水やミネラルを吸収したり、腸管の上皮細胞を増殖させたり、粘液を分泌したりという仕事の際に、この善玉物質は活用されます。

短鎖脂肪酸には、酢酸や酪酸、カプロン酸という3つの種類があります。たとえば、酢酸はお酢に含まれる酸っぱさのもとになる刺激成分です。短鎖脂肪酸がつくられると、腸内に酢のような酸性成分と刺激成分が広がります。そうして大腸で有害な菌が増殖するのを抑えてくれるのです。

加えて、短鎖脂肪酸には**大腸の粘膜を刺激して蠕動《ぜんどう》運動をうながす働き**もあります。蠕動運動とは腸管が収縮する動きのことで、これによって内容物は前へ前へと移動していきます。腸の蠕動運動の活発化は、腸内細菌にとって大事なことです。外界にいる多くの細菌は、体の表面の鞭毛《べんもう》という細い毛を使って移動します。ところが、腸内細菌は鞭毛が少ないのです。腸では蠕動運動によってエサが次々に運ばれてきます。腸内細菌は自ら移動する必要がないため、鞭毛が発達しなかったのでしょう。

蠕動運動がしっかり行われる腸では、腸内細菌がエサを得やすいので腸内フローラの働きがよくなり、免疫機能も活性化します。反対に、蠕動運動が弱まると腸内細菌は満足にエサを得られず、免疫機能の働きが停滞します。蠕動運動の弱さは、便秘という症状となって体に表れます。

さらに、短鎖脂肪酸は全身の働きにも欠かせない栄養素であることが、明らかになってきました。大腸から吸収された短鎖脂肪酸の一部は、血液を通して全身に運ばれ、筋肉や肝臓、腎臓などで組織を活性化するためのエネルギー源としても使われるのです。「腸の不調は、全身に及ぶ」とよくいわれます。腸内細菌の働きが滞って短鎖脂肪酸の生成量が減ると、身体各所でも活動力の停滞が生じてくるのです。

腸内細菌が活性酸素の害を消す

腸内細菌は、食物繊維を発酵させる過程で、大量の水素を発生させることもわかっています。水素は、人体の健康においてとても重要なカギを握るものです。

私たちの体内では、活性酸素という非常に毒性の強い物質がたえず発生しています。呼吸からとり込んだ酸素は、体内でエネルギーを効率よく生成するために使われるのですが、一部が活性酸素に変化してしまいます。活性酸素は、燃焼によって生じる副産物、いわば「燃えカス」のようなものです。

ただし、注意しなければならないのは、この「燃えカス」には強い酸化力があることです。触れるものを次々に酸化させてしまうのです。対象となる物質から電子を奪いとって劣化するのが「酸化」、電子を受けとって安定した状態になるのが「還元」です。酸化と還元は必ず対になって発生します。活性酸素の酸化力が強いのは、非常に不安定な電子構造をしていて、触れるものからただちに電子を奪ってしまうからです。たとえば、鉄が酸化すると赤茶に変色し、ボロボロになって朽ちます。人の体内でも、酸化の現象は起こります。**人の老化とは、活性酸素によって体内が酸化していく過程**であるといえます。体の組織や細胞は酸化によって劣化し、もとの機能を失っていくからです。

老化のスピードを遅らせるには、活性酸素の害を減らすことです。腸内細菌が大量の水素を発生してくれれば、活性酸素の害を大きく軽減することができます。酸素は水素と結びつくと、水になります。水素ほど、還元力の高いものはありません。活性酸素も、水素と結びつけば無毒化するのです。

腸で水素を発生させているのも、バクテロイデス門の細菌群だろうと、私は考えています。**バクテロイデス門の細菌群は、食物繊維を得ると宿主の健康を増進する善玉物質を大量に発生させてくれる、大切な存在**なのです。

10

「おデブ菌」をおとなしくさせれば、肥満は治る

腸内細菌にどんなエサを与えるのか

腸内細菌叢のうち、フィルミクテス門とバクテロイデス門の細菌群は日和見的な働きをしているだろうというお話をしました。バクテロイデス門はどちらかというと体によい働きをしますが、フィルミクテス門は悪玉菌に加担しやすい性質を持ちます。

フィルミクテス門とバクテロイデス門の細菌群は、トレードオフの状況にあります。フィルミクテス門が増えればバクテロイデス門が減り、バクテロイデス門が増えればフィルミクテス門が減るというように、数のうえで拮抗しながら、両者は腸内にすんでいます。どちらの細菌群が腸内の最大勢力になるのかは、宿主の食事内容によるところが大きくなります。

最近、アフリカ原住民と典型的な都市生活をしているイタリア在住の、それぞれ健康な子どもの腸内細菌叢を比較した研究が発表されました。それによれば、高食物繊維・低カロリー食で育ったアフリカ原住民の子どもの腸内細菌叢では、バクテロイデス門の細菌が優勢でした。これに対して、低食物繊維・高カロリー食で育ったイタリアの子どもではフィルミクテス門の細菌が優勢でした。しかも、アフリカ原住民の子どもの腸内フローラは、細菌の種類と数が多く、善玉菌が優位の腸内細菌叢を形成していました。

従来の栄養学的な考え方では、エネルギー摂取量の違いが人の体型の違いをつくるとされています。太っている人ほどカロリー値の高い食事をしていて、やせている人はエネルギーの摂取量が少ないというのが常識です。

ところが、世の中には「食べる量を減らしているのに太ってしまう」という人がいます。従来の常識では説明できないその現象は、「量は減らしていても、カロリー値の高いものを食べているのでしょう」という表現で片づけられていたことと思います。

ところが、この現象も腸内細菌の働きから考えるときちんとした説明ができます。

腸内細菌のうちフィルミクテス門は、太った人の腸内に多く存在します。バクテロイデス門は、やせた人に多く存在します。この違いが、人の体型の違いをつくっていることがわかってきたのです。**体型はエネルギー摂取の問題ではなく、腸内フローラの違**

いにあったのです。「少ししか食べていないのに太ってしまう」というのは、その人の努力不足ではなく、フィルミクテス門が腸内で増えすぎてしまったせいと考えられます。

フィルミクテス門の細菌は、糖類を代謝する遺伝子の多い菌種が目立ちます。簡単にいえば、宿主が食べたものからエネルギーを強くとり立てて腸から吸収させる働きを持つのです。この菌が増えると、わずかな食べ物からも大量のエネルギーをつくり出せる体になります。使われずに余ったエネルギーは、脂肪となって体に蓄えられます。つまり、太りやすい体になるのです。

一方、バクテロイデス門の細菌は、フィルミクテス門の細菌のように執拗にエネルギーをとり出そうとはしません。このため、栄養の吸収率も低くなります。

こうした働きからフィルミクテス門は悪玉、バクテロイデス門は善玉と分類をする人もいます。しかし実際にはこの区分は成り立ちません。菌の一面的な働きを見て、単純に善悪を分けてよいものではないのです。

両者は誰のおなかの中にもいます。そして、毎日の食事の内容で、どちらの菌が増えてくるのかが違ってきます。**肥満とは、栄養摂取の状態が増殖バランスを乱し、栄**

養吸収の効率に影響を及ぼしている現象なのです。

フィルミクテス門は、食物繊維をそぎ落とした真っ白な主食や砂糖たっぷりの加工食品、油脂でギトギトの肉料理や揚げ物などを食べていると増えてきます。高糖質・高脂肪・低食物繊維がフィルミクテス門の大好物だからです。反対に、低糖質・低脂肪・高食物繊維の食事をしているとバクテロイデス門の細菌が増えてきます。

腸内細菌にどんなエサを与えるか、これが宿主の体型を左右することになるのです。**やせたい人は、フィルミクテス門に大好物を与えないような食事をすること**です。

肥満の人ほどがんになりやすいのは腸内細菌のせい

こんな研究もあります。2006年、ワシントン大学のJ・ゴードン教授は太ったマウスから採取した腸内細菌を別のマウスに植えつけたところ、ふつうの体型のマウスから摂取した腸内細菌を植えつけた場合に比べて、同じ量のエサを食べているにもかかわらず、肥満になりやすかったことを報告しています。肥満の人の腸内フローラは、ちょっと食べただけで宿主を太らせる作用のあることが証明されたのです。

そうした人の腸内フローラでは、フィルミクテス門が増えすぎているのは間違いないでしょう。**フィルミクテス門の細菌は「おデブ菌」とも呼ばれています。**人をおデブに導く菌だから「おデブ菌」です。かわいらしい名称ですが、おデブ菌に腸内フローラを占拠されてはなりません。

肥満は万病のもとです。とくに生活習慣病になりやすくなります。実は、フィルミクテス門の細菌が生活習慣病の発症に関与していることも明らかにされつつあります。フィルミクテス門の仲間で日本の学者によって発見された「アリアケ菌」という細菌は、人を肥満にするばかりでなく、がんを誘発することがわかりました。**肥満になるとがんになりやすいという因果関係は、腸内細菌がもたらす**ものだというのです。

肝臓がんの発症にもフィルミクテス門が関与していたとの研究報告もあります。フィルミクテス門の細菌は、腸内で異常繁殖すると、消化液である胆汁を細胞の老化をうながす物質へと変えていました。この老化物質が肝臓に送られると、肝細胞が老化し、発がんをうながすタンパク質をまき散らすことがわかっています。

健康な人の便を自分の腸に注入する

近い将来、もしかしたら究極のダイエットとして「便移植」が注目されるかもしれません。「どんなことをしてでもやせたい！」という人たちの腸に、やせている人の大便を移植する、という方法です。

便移植は、今、最新の医療として注目されつつある治療法です。1984年、スウェーデンのウプサラ大学病院S・アンナ博士らの研究では、**クロストリジウム・ディフィシルという菌による腸管感染症をくり返している患者の腸内に、新鮮な便を注入したところ、腸炎が改善されたた**という結果を得ました。

直近では、2013年1月の「ニューイングランド・ジャーナル・オブ・メディシン」誌に掲載された報告があります。オランダのアムステルダムにあるアカデミックメディカルセンターのE・V・ノッド博士が、クロストリジウム・ディフィシル感染症の**再発患者42人を対象に、健常者の便を十二指腸へ注入したところ、81％が初回の**

注入で回復したということです。

クロストリジウム・ディフィシル感染症は、免疫機能が落ちている人に発生することが多く、とくに抗生物質を頻繁に使用した経験者によく見られます。抗生物質により腸内フローラのバランスが崩れ、抗生物質に強いクロストリジウム・ディフィシルが腸内で勢力をのばして毒素を産生し、下痢や発熱、食欲不振、腹痛、吐き気などの症状を発生させるという感染症です。この病気は再発をくり返しやすいという側面を持ちます。アメリカでは年間約1万5000～2万人もの患者が死亡しているという深刻なデータもあります。このやっかいな腸炎が、健康な人の新鮮な便の注入によって劇的な効果を見せたことから、便移植が注目を集めているのです。

人の便を自分の腸に直接入れることにためらいを感じる人が多いためか、最近では人の大便から抽出した腸内細菌のカプセルを服用するという方法がとられています。また、患者の家族の便を使ってオーダーメイドでカプセルをつくるため、創薬コストがかなり高くなっています。しかし、研究がさらに進展すれば、悩む人の多い肥満の治療法に応用される可能性が期待できることでしょう。

11

食の好みは、腸内細菌に操られている。
「酢玉ネギ」で腸内環境の改善を

宿主は寄生生物にコントロールされている

動物と寄生生物の関係とは、とても興味深いものです。宿主が体の主導権を握っているようでいて、実は寄生生物が宿主を操っているシーンもたびたび見られます。

たとえば、「槍形吸虫《やりがたきゅうちゅう》（ディクロコエリウム・デンドリティクム）」という寄生虫がいます。槍形吸虫はヒツジやウシを最終宿主とします。自分が安息の地にたどり着くために、彼らがとる手段とはまさに巧妙です。ヒツジやウシの腸に寄生する槍形吸虫が産卵すると、その卵は糞とともに外に出されます。その卵をカタツムリが食べて感染し、次にカタツムリの粘液を好むアリに感染します。アリにたどり着いた槍形吸虫の幼虫は、アリの行動を支配します。ヒツジやウシの好物である草の先端にアリを移動させ、アリに葉を噛ませてそのまま動かなくさせます。そうして最終宿主であるヒツジやウシが、アリつきの葉っぱを食べてくれるのをじっと待っているのです。

また、トキソプラズマ・ゴンディイという単細胞の寄生生物は、ネコを最終宿主とします。ネズミにこの寄生生物が入り込むと、驚くべきことが起こります。ネズミは天敵であるネコに魅力を感じ、近づいていってしまうのです。かわいそうなネズミはネコに捕食され、トキソプラズマ・ゴンディイは見事に安息の地を手に入れます。

これらは一例に過ぎません。寄生生物が自分の都合よく宿主の行動を支配する例は、たびたび見られます。宿主となる生物は自ら気づかないままに、寄生生物にコントロールされていることがたびたび起こっているのです。

酢玉ネギは腸内フローラのベストフード

人間は、腸内細菌に寄生される生き物です。私たちの共存関係も、トキソプラズマ・ゴンディイとネコの関係に近いものがあるはずです。

あなたも、自分の食の好みをしっかりと自覚してください。あなたが「食べたいな」とうっとりしてしまうものは、なんですか？　好みに任せて食事をした場合、どんなものを選んでいるでしょうか。

その好みとは、おなかの中にすむ腸内細菌が選ばせているとは考えられないでしょうか。揚げ物、ラーメン、餃子、脂のこってりした肉料理、コンビニ弁当やカップラーメン、レトルト食品や加工食品、生クリームや砂糖をたっぷり使ったスイーツ、アイスクリーム、スナック菓子……など、**高糖質・高脂肪・低食物繊維の食べ物をたびたび「食べたいなあ」と思うのならば、フィルミクテス門や悪玉菌に属する細菌群が腸内フローラの大半を占めていることが予測できます**。大腸菌やウェルシュ菌などの腐敗菌も、油脂や糖質、動物性タンパク質の多いエサを得たときに、異常繁殖します。

反対に、野菜や海藻、大豆食品、発酵食品などのおかずに、玄米や五穀米など全粒穀物のご飯があれば最高という人は、善玉菌やバクテロイデス門の細菌が腸内環境を支配する、良質な腸内フローラが築かれていると予測できます。

個人の食の好みは腸内細菌にコントロールされているところが強い、と私は推測しています。**反面、毎日の食事が腸内フローラの支配層を決定づけている部分も大きい**でしょう。どちらが原因でどちらが結果なのか、断言できるほどの研究は行われていませんが、食事と腸内フローラは強い関係性を持っていることは確かです。

腸内フローラの勢力図を変えるためには、食の劇的な変化が必要であることは多くの研究者によって指摘されています。フィルミクテス門や悪玉菌が優勢の腸内フローラを持つ人は、今の好みと正反対の食事を続けることが必要となるからです。

そんなふうに考えると、なんだか大変そうで二の足を踏みたくなります。しかし、努力はわずか2週間もあれば報われるでしょう。**腸内フローラの勢力図の塗り替えには、2週間あれば十分**だからです。腸内フローラの勢力図が変われば食の好みも自ずと変わっていくので、あとは苦労なく腸によい食事を続けていけるはずです。

そのための第一歩として、ぜひ実践していただきたいのは**「酢玉ネギ」**です。

玉ネギは、**腸内細菌の大好物であるオリゴ糖と水溶性の食物繊維をバランスよく含んでいます**。これらの栄養素が腸に入ってくると腸内の発酵が進み、腸内細菌叢は体によい成分を生成するようになります。また、**活性酸素の除去に働く硫化アリルやグルタチオンなどの抗酸化物質も、玉ネギには豊富**です。

一方、酢には短鎖脂肪酸の一種である酢酸があります。酢があると、腸内細菌は効率よく短鎖脂肪酸を生成でき、腸内環境を短時間で整えることができるようになります。**酢は、腸の活性化にとてもよい調味料**です。

玉ネギと酢を一緒にとれる酢玉ネギは、腸内フローラにとってベストコンビネーションです。

ただ、酢には体を冷やす作用もあります。夏に食べるぶんには問題ないのですが、冬は鍋など温かい料理と一緒にとるようにしましょう。

「酢玉ネギ」の作り方は簡単です。料理下手な私でも、簡単にできます。作り方は以下のとおりです。分量はお好みで作ってみてください。

（1）玉ネギを薄くスライスして少々の塩をまぶす。

（2）密閉容器に入れ、ひたひたまで酢を加える。

（3）ハチミツを少量混ぜる。分量はお好みでＯＫ。

このたった3つの工程でできあがりです。翌日から食べられ、5日目がもっともおいしい状態です。酢玉ネギを毎日の食事に加えるだけで、腸内環境はぐんぐんよくなっていくはずです。フィルミクテス門の大好物ばかり食べている人も、そこに酢玉ネギを加えてみることから、腸内フローラ改革を始めていくとよいでしょう。

12

食物繊維をエサにしていれば
悪玉菌は悪さをしない

長寿者ほど食物繊維の摂取量が多い

大正から昭和時代の衛生学者である近藤正二さんは、地域の食生活が寿命にどのような影響を与えるのかをつぶさに研究した学者として有名です。昭和10年頃から35年以上もの間、日本中をくまなく、９９０カ町村以上を訪ね歩きました。

近藤先生は70歳以上が多くいる地域を「長寿村」とし、70歳以上が少なく若死にの多い地域を「短命村」と名づけて比較しました。

その記録を見ると、**長寿村では野菜や海藻、大豆、ゴマ、小魚、低塩分の食事をしていること**が示されています。主食は精製していない雑穀、主に玄米や麦、粟《あわ》、稗《ひえ》、黍《きび》、蕎麦などです。とくにカボチャ、ニンジン、イモ類、大豆をよく食べる地域は長寿者が多くなります。

反対に、**短命村では野菜が少なく、白米を過食し、切り身の魚や肉をメインとする食事をしていました**。野菜のないところに長寿者は少なく、白米ばかり食べている地域では脳出血が多いとも、近藤先生は分析しています。

この研究から見えてくることの一つは、**長寿村と短命村の決定的な違いは、食物繊維の摂取量**にあることでしょう。食物繊維はかつて「食べ物のカス」という扱いでしたが、現在は炭水化物（糖質）、脂質、タンパク質、ミネラル、ビタミンからなる「5大栄養素」に次ぐ「第6の栄養素」と呼ばれています。しかし、**食物繊維こそ人の体にもっとも大事な栄養素**です。食物繊維ほど健康に影響する栄養素はありません。

なぜなら、食物繊維は腸内細菌の行いをよくする最良のエサだからです。人の腸は食物繊維を消化できませんが、腸内細菌はこれを発酵させて短鎖脂肪酸など健康の増進に重要な成分をつくり出してくれます。また、腸内細菌自身も食物繊維を分解して自らのエネルギー源とし、仲間を増やして活動力を高めることに利用しているのです。

大腸菌がいなければ食中毒を防げない

腸内環境を悪化させる細菌に、悪玉菌と呼ばれる菌群があります。代表的なのは大腸菌やウェルシュ菌、ブドウ球菌、腸球菌、連鎖球菌などです。

これらが腸内で異常に増えてしまうと、腸内環境はたちまち悪化します。腸内の内容物を腐敗させて硫化水素やアンモニアなどの腐敗物質をつくり出し、ガスや悪臭のもとを生成します。臭いオナラやウンコは、大腸菌が腸内で異常繁殖している証です。その有害物質が腸から体に入り込んで全身に回れば、細胞のがん化や老化を引き起こします。また、悪玉菌の中には、弱いながらも病原性を持つものもいます。

こうしたことから乳酸菌飲料のメーカーなどは、「善玉菌を増やして悪玉菌を排除しよう」とさかんに宣伝して、悪玉菌をやり玉にあげては自社製品を売り込もうとします。しかし、私たちはこの誤った情報に飲み込まれてはいけません。**悪玉菌に属する菌たちが腸内で悪さをするのは、異常繁殖したときだけ**です。

実際のところ、悪玉菌と呼ばれる菌たちは、異常繁殖したり、宿主の免疫力が著しく低下したりしていなければ、大きな悪さはしません。「チョイ悪菌」という名称がちょうどよいくらいです。実は腸の健康には「チョイ悪菌」の働きも大事なのです。

腸内細菌は、縄張り争いをしながら腸内に存在しています。争うのは主に相反する働きの菌たちです。働きが正反対である善玉菌と悪玉菌は、腸内で拮抗しています。そんな細菌どうしの争いは、腸内環境において大きな意義があります。

たとえてみれば、子どもの成長のようなものです。子どもは競争のない環境では怠けて貧弱になりがちです。しかし、ライバルのいる環境では「負けてたまるか」と競争心が育まれ、その子を大きく成長させてくれます。また、みんながよい子では面白みのない教室も、チョイ悪の子が1人いるととたんに活発化します。

腸内細菌も同じです。善玉菌の働きを活性化させるには、ほどよくいたずらをしかけてくるような「チョイ悪菌」の存在が必要です。チョイ悪菌がいるから、善玉菌は縄張りを奪われてはならないとがんばるのです。反面、善玉菌と悪玉菌は、互いにエネルギーのやりとりをしていることもわかっています。

また、チョイ悪菌がよい働きをすることも多々あります。たとえば、悪玉菌の代表とされる大腸菌は、O－157やO－111などの病原性大腸菌が腸内に入ってくるといち早く動き出し、外敵の増殖を防ぐために働きます。大腸菌がいなければ、病原性大腸菌による食中毒は防げないのです。また、人が食べた野菜や果物などから、ビタミンを合成するという、大事な働きもしてくれています。

つまり、善玉菌がよい働きをするにはチョイ悪菌の存在が必要ですし、チョイ悪菌が悪さばかりしているわけではないのです。

チョイ悪菌を根っからの悪玉菌にしてしまうのは、実のところ宿主である私たちのふるまいにあります。とくに注意すべきは、食物繊維の不足です。食物繊維を主なエサとしているとき、チョイ悪菌は異常に増殖することはありません。チョイ悪菌が根っからの悪玉菌になるのは数が増えすぎて、腸内で優勢になったときです。それを許すのは、高糖質・高脂肪・低食物繊維という食生活にあります。

チョイ悪菌をオチャメな菌のままに保つには食物繊維の力が必要なのです。

食物繊維には水溶性と不溶性の2種類があります。**腸内細菌たちの大好物は水溶性の食物繊維**です。**ワカメや昆布、モズク、メカブなどの海藻類、ゴボウ、キャベツ、オクラ、モロヘイヤ、カボチャなどの野菜類、納豆やきなこなどの豆類、アボカドやバナナなどの果物に豊富**です。**コンニャクもおすすめ**です。毎日、こうした食材を意識してとっておけば、チョイ悪菌が根っからの悪玉菌になることはありません。

13

除菌活動に熱心になっていると感染症や食中毒にかかりやすくなる

殺虫剤の使用は無意味だ

日本人の免疫力が総じて低下しています。冬になればインフルエンザやノロウイルスが大流行し、夏にはO-157やO-111などによる食中毒で命を落とす人がいます。病原体に対する抵抗性が著しく落ちてしまっているのです。なぜでしょうか。**最大の原因は、腸内細菌を軽んずる生活習慣にある**と私は考えています。腸内細菌は、宿主の腸の中でしか平穏に生きられない生物です。宿主が病気になり、死んでしまったら、自分も死ぬしかありません。だからこそ、腸の中にいて、宿主の体が元気でいられるよう多くの働きをします。体調が安定していれば腸内環境も良好となり、自らがすみよい状況が築かれるからです。

私たち宿主は腸内細菌によいエサをあげる、お返しに腸内細菌は体によい働きをするというように、人と腸内細菌は五分と五分の関係を築きながら進化してきました。

ところが人間は、身勝手にもその関係を断ち切ろうとしています。感染性の病原体を恐れるあまり、薬剤を乱用して身の回りの菌を排除しようと懸命です。それによって有益な微生物にも悪影響を与え、関係を変えてしまったのです。

２０１４年、日本ではデング熱、世界的にはエボラ出血熱で大きな騒ぎが起きました。エボラ出血熱ウイルスは、アフリカのジャングルにすむオオコウモリに共生するウイルスです。オオコウモリの中では、オオコウモリの体を守る働きをしている、おとなしいウイルスです。ところが、人間の体内に入ると一変して猛毒性を示す、非常に怖いウイルスとなります。人間が勝手にオオコウモリのすむ地域に侵入しなければ、出血性ウイルスを人里に持ち帰ることはなかったのです。共生を遮断すると、いかに恐ろしいことが起こるのかおわかりいただけるでしょう。

韓国で感染が広がったＭＥＲＳ（マーズ）コロナウイルスも、死亡率が40〜50％前後と非常に高いウイルスです。これは、ヤマコウモリという本来の宿主の体内にいるときには、彼らの健康を守っている共生生物です。それがヒトコブラクダにうつり、人に感染するウイルスへと変異してしまったことが問題なのです。

デング熱を起こすウイルスも同じです。デング熱のウイルスはヒトスジシマカの体内にいるときにはなんの症状も起こさないのに、人体に入るとたんに暴れ出します。

２０１４年に日本にこのウイルスが入り込んだとき、国中が大騒ぎになりました。集団発生した東京の代々木公園や新宿御苑では、一時閉鎖して殺虫剤をまき、感染蚊の駆除に躍起になりました。連日の報道を見ながら、私はあきれる気持ちを通り越して、物悲しい思いになりました。あんなことをしても蚊を全滅させることなどできません。ヒトスジシマカは、どこにでもいるありふれた蚊です。そんな蚊を殺すために、無関係な昆虫や微生物をどれほど殺し、植物にどれだけの悪影響を与えたでしょうか。

日本人は、殺虫剤を気軽に使い過ぎです。蚊でもハエでもゴキブリでも、害虫を見つければスプレーを吹きかけます。街のドラッグストアを覗くと、大きな棚を殺虫剤だけで占領しています。

しかし今、殺虫剤に耐性を持つ虫が出てきていることをご存じですか。殺虫剤を乱用していると虫の共生菌が殺虫剤に耐性を持ち、宿主の死を防ごうと助けるようになります。**細菌は繁殖のスピードが速いぶん、短期間で薬剤の耐性を獲得できる**のです。

世界の人口は今世紀半ばまでに90億人に達すると予測されます。しかし、蚊など昆虫の個体数は1000京（10の19乗）にも上ります。**地球上の人間1人に対し、2億から20億匹もの昆虫が生息している**のです。

「サイエンティフィック・アメリカン」誌のS・マースキー編集長は「殺虫スプレーガンを捨てろ、お前たちは包囲されている」と現代人に警告を発しています。**人がどれだけ殺虫剤にお金をつぎ込んだところで、昆虫を身の回りから消すことなどできないし、それはかえって自分の健康を害すだけ**なのです。

除菌スプレーは〝お母さんの愛〟か？

地球上でもっとも数も重量もある生物をご存じですか。それは細菌です。総数は10の30乗、人間の総重量の約1000倍も重いと推計されています。人間は地球上で我が物顔にふるまっていますが、細菌に心があるならば、人間を「自分たちのすみかにすまわせてあげている生物」と思うでしょう。総数からいえば地球の主は細菌です。

そう考えると、「風邪や食中毒を防ぎたい」と殺菌剤や抗菌剤、除菌剤を身の回りに吹きかけることは無意味です。そんなことをいくらしても、無菌状態は築けないからです。むしろ、体にとって害にしかなりません。「◯◯◯（除菌スプレー）はお母さんの愛だ！」と熱血パパが叫ぶテレビコマーシャルがありましたが、あれは反対です。腸内細菌に守られている私たちの体は、細菌の存在なくしては健康を維持できないのです。**「除菌・殺菌に熱心にならないことが親の愛」**です。くり返しになりますが、外から頻繁に多くの菌が入ってきてこそ、腸内フローラの働きは活性化されます。腸内フローラは活性化させたい、でもバイキンはイヤ、というわがままは通用しません。

地球環境を破壊し続ける私たちのもとへは、今後も新興の病原体が次々に運ばれてくることでしょう。人の体は未知なる病原体には非力です。免疫システムは、新たな病原体に対する抗体を持たないため、すぐには排除できないのです。そんなときにこそ活躍を望めるのは、多種多様な菌が元気に生息する腸内フローラです。**腸内フローラは、病原体に抵抗する第一のとりで**です。本当に恐ろしい敵に対抗するためにはこれを鍛えておくことしか方法はないのです。ありふれた感染症や食中毒を恐れて、薬剤を乱用する生活を送っていると、「いざ」というときに自分の身を守れなくなります。

14

免疫システムは腸内細菌にコントロールされている

土壌菌を食べて元気になるマクロファージ

私たちの体を守っている免疫機能には、**「自然免疫」**と**「獲得免疫」**があります。自然免疫は病気に対する最初の防衛ラインであり、たびたび「常設部隊」にたとえられます。この自然免疫で防ぎきれないものが出てくると、獲得免疫が働き出します。獲得免疫は最終防衛ラインであり、「緊急部隊」にたとえられるでしょう。

病気を防ぐには、常設部隊をいかにしっかり働かせておくかが肝心です。その**自然免疫のキーマンの一つが、「マクロファージ」と呼ばれる免疫細胞**です。

マクロファージは、まるでアメーバのような形をした大型の細胞です。全身の組織にくまなく存在し、病原体などの外敵を見つけるとそれを捕まえ、むしゃむしゃと食べてしまいます。その飲み込んだものから異物の情報をとらえると、獲得免疫の中心をなすT細胞という免疫細胞に情報を伝えます。こうした働きから、マクロファージは「大食細胞」とか「抗原情報伝達細胞」などとも呼ばれています。

マクロファージが退治するのは、外敵ばかりではありません。酸化により劣化した細胞やタンパク質、糖質なども一掃してくれます。体内のまさに掃除屋さんともいえるでしょう。

すなわち、私たちが病気を防いで、若々しく生きるうえで、**マクロファージが活発に働くことも、腸内フローラの活性化に加えて大事**なことだとわかります。そして、**マクロファージの活性化においても土壌菌が大活躍している**のです。

マクロファージと土壌菌の関係を研究されているのは、香川大学医学部の杣《そま》源一郎客員教授です。土壌菌の細胞壁には、「ＬＰＳ（リポポリサッカライド）」という成分が含まれています。マクロファージがこれを体にとり込むと、働きを活発化することが明らかにされたのです（『「病」になる人、ならない人を分けるもの　新発見！　免疫をパワーアップさせる夢の物質「ＬＰＳ」』ワニ・プラス刊）。

土で育つ野菜や穀物、果物には、土壌菌が必ずくっついています。植物と土壌菌は共生関係にあるからです。ですから、生野菜を食べれば土壌菌を生きたまま摂取できます。加熱調理をすれば土壌菌は死にますが、細菌の構成成分をとることができます。

それらにマクロファージを活性化するＬＰＳが含まれているのです。

土壌菌をふだんからどれだけ摂取しているか、それがマクロファージの元気度（免疫力の高さ）の差になって個人に表れるとも杣先生はいっています。

野菜や果物をふだんからいかに食べているか、土とふれあう生活をしているか、外の空気をたっぷり吸っているか、田舎暮らしかコンクリートの都会暮らしかによっても、マクロファージの元気度に差がついてくるというわけです。

腸内細菌は免疫システムを乗っとっている

免疫システムには、「自己」と「非自己」を見わけるしくみが備わっています。「非自己」と判断された異物は、免疫細胞たちの働きによって攻撃されます。なかでもマクロファージは、「自己」と「非自己」を見極める力にとくに長けています。無数の侵入者や体内で生じるがん細胞、酸化物などの非自己（異物）を見つけては、次々と処理しています。

それではなぜ、腸や体表などにすむ細菌たちは、免疫システムによって排除されないのでしょうか。これは免疫学における最大の謎とされています。

人類（ヒト）の祖先が誕生したのは、約７００万年前とされています。自然界には病気を起こす菌がたくさんいました。衛生環境の整った現代、感染症で命を落とす人は減っていますが、人類の進化史の大半は感染症との闘いの歴史だったともいえます。

生物が最初に持った臓器は腸でした。腸しかない腔腸動物は、腸だけですべての生命活動を行っています。そこから働きに応じて新たな臓器、すなわち心臓や肺、肝臓、腎臓、胃、脳などが分化していき、人類の誕生に結びついていくわけですが、腔腸動物だった時代から、腸には微生物がすみついていました。生物が病気を防ぐには、腸管免疫を鍛え、病原体に対するバリア機能を高める必要があったからです。

つまり、**人の進化は腸内細菌とともにあった**ことがわかります。体の中にいるあらゆる菌は、免疫システムの一部に組み込まれているものであり、免疫にとっては「自己」なのです。それは、体に悪さをすると考えられている悪玉菌も同じことです。

最近の研究では、**土壌菌の一種であるバクテロイデス・フラジリスというごく一般**

的な細菌に、腸内の免疫バランスを調整する働きがあることがわかってきています。

獲得免疫の中心をなすT細胞は、攻撃力の強い免疫細胞で、その攻撃によって全身の炎症反応が引き起こされます。たとえば風邪をひいたときののどの腫れや発熱は、風邪ウイルスが起こすのではなく、外敵を退治しようと懸命に働くT細胞の攻撃が自らの組織に引き起こしている炎症反応です。炎症反応は人にとってつらく苦しいものですが、これがなければ、人は病原体に侵されていることに気づかず、体は風邪ウイルスに対抗もできません。**炎症反応は病気を治すために欠かせない**ものなのです。

しかし、炎症反応が強く出すぎると、人体の負担は大きくなりすぎます。そこで、体は攻撃力の強いT細胞の生産を始めると、一方では炎症を抑えるT細胞もつくり出します。この制御作用を持つT細胞の生産を増やしているのがバクテロイデス・フラジリスであることを、カリフォルニア工科大学の生物学者マズマニアン博士は研究により証明しています。博士は「フラジリス菌はさまざまな方法で人の免疫系を勝手に使い、乗っとっている」としながらも、その働きは免疫系を手助けするものだと評価しています。**腸内細菌と免疫システムは連動してこそ順調な働きを示す**のです。

15

土壌菌は食べなければいけない。ピロリ菌は除菌してはいけない

土壌菌が減ると、腸炎を起こしやすくなる

日本も含め、先進諸国の人たちの腸から土壌菌が減っています。この代償は、計りしれません。日本人の免疫力の低下の一端はここにあると考えて間違いないでしょう。免疫力の低下した影響は、風邪や食中毒などの感染症を防げなくなるだけではありません。がんになりやすくなります。日本は2人に1人ががんになり、3人に1人ががんによって命を落とす「がん大国」になってしまいました。がんは免疫力が落ちているときに発症します。その一因には土壌菌の摂取量の減少があるでしょう。

また、クローン病などの自己免疫疾患も、免疫力の低下が引き起こす病気です。自己免疫疾患とは、本来、外敵に向けられるはずの免疫細胞たちの攻撃が、自分自身の組織に向けられてしまう病気です。免疫力が低下すると、システムの統制をとれなくなり、免疫細胞は何が本当の「非自己」なのか見極められなくなるのです。

自己免疫疾患には、全身性エリテマトーデス、慢性関節リウマチ、橋本甲状腺炎、

インスリン依存性糖尿病（I型糖尿病）、多発性硬化症、強皮症、皮膚筋炎などがあります。

近年とくに患者数が激増しているのは、炎症性腸疾患です。炎症性腸疾患には、クローン病と潰瘍性大腸炎があります。いずれも免疫システムが腸の組織を攻撃して激しい炎症を起こす病気で、よくなったり悪くなったりをくり返す特徴があります。クローン病は小腸から大腸で炎症が起こり、腹痛や発疹、関節炎などが生じます。潰瘍性大腸炎は大腸に炎症が起こり、粘血便や下痢、腹痛などが表れます。

炎症性腸疾患は、戦前にはほとんどない病気でした。ところが、日本でも１９９０年頃から患者が目立つようになり、１９９５年に４万人、２００２年に８万人、２００９年に10万人、２０１１年に17万人と患者数が右肩上がりに増え続けています。

カリフォルニア工科大学のマズマニアン博士は、近年の自己免疫疾患の急増には、腸内細菌の減少と関係があると主張しています。土壌菌の摂取量が減ったばかりでなく、それらを排除してしまう生活によって、腸内フローラの構成が変わり、バクテロイデス・フラジリスなどの炎症を防ぐ作用を持つ細菌が腸から激減しました。それによって、腸内での炎症が起こりやすくなり、自己免疫疾患を起こしやすい遺伝素因を持つ人たちの間で、発症者が急増していると考えられるのです。

ピロリ菌は除菌してはいけない

もう一つ、私たち人間は自らの過ちによって大きな代償を支払わなければならない事柄があります。それは、ヘリコバクター・ピロリ菌の除菌です。

ピロリ菌は胃にすんでいて、胃がんや胃潰瘍を起こす菌として、現在の日本の医療では除菌の対象とされています。慢性胃炎などで胃の粘膜が荒れているとそこにピロリ菌が集まって潰瘍をつくり、やがて胃がんを発症させるとされています。

しかし、最近の研究により、ピロリ菌は胃の働きに欠かせない共生菌であることが明らかになってきました。ニューヨーク大学のブレイザー教授は、ピロリ菌の研究を25年間にわたって行っています。

教授は、**ピロリ菌には胃酸の分泌量をコントロールする働きがある**としています。

胃酸量の調整をサポートすることで、ピロリ菌自身も居心地がよく、宿主の胃の状態を整える働きをしているといいます。

また、胃では、グレリンとレプチンという2種類のホルモンがつくられています。胃の中が空っぽになったことを脳に伝えるのがグレリンで、おなかがいっぱいになったことを伝えるのがレプチンです。

ブレイザー教授は、ピロリ菌の除菌がグレリンの分泌にどう影響するのかを調べています。結果は、ピロリ菌の保菌者は食後にグレリンの濃度が下がり、除菌者は低下しませんでした。除菌者は、食後も食事の必要性を伝えるホルモンを脳に伝え続けてしまうのです。このことが食べ過ぎや体重増加につながるのは間違いありません。すなわち、**ピロリ菌が食欲のコントロールに一役買っている可能性が示された**のです。

また、**抗生物質を使ってピロリ菌の除菌をした人は、生まれながらにピロリ菌を持っていない人より、体重が増えやすい**ことも報告されています。

ピロリ菌は、これまで悪玉菌の一つに数えられてきました。しかし本当は日和見菌です。宿主の免疫力がしっかり働いているときには体によい働きをする共生菌です。

ピロリ菌が悪さを始めるのは、宿主がストレス過剰の状態にあって免疫力が低下しているときです。こうなると、ピロリ菌は胃を荒らすほうに働いてしまうのです。

細菌とはそもそもそういうものです。細菌自身は、自分が宿主にとって悪玉か善玉かなど考えていません。環境に応じて自分の居心地のよい環境を築こうと、せっせと働いているだけです。

その環境を提供しているのは、宿主である私たちです。**ピロリ菌には胃壁をやわらかくして、胃酸の逆流を抑える働きもあります。**胃の環境が整っているときには、胃の中が自分にとってさらに居心地のよいすみかとなるようがんばってくれるけれども、ストレスなどを受けて胃の筋肉が緊張してしまうと、なんとか居心地のよいすみかを築こうと胃粘膜を荒らすほうに懸命になってしまうのかもしれません。

くり返しますが、**私たちの体は、常在菌たちとシェアする共有物**です。そのことを忘れ、体内環境をよくする努力を怠りながら、胃の調子が悪い全責任をピロリ菌に負わせて排除するというのは、人の身勝手です。その身勝手が、さらなる深刻な病を体に引き起こすことになるのです。

16

酵素食品をとっても体内の酵素は増えない。腸内細菌が多くの消化酵素をつくり出す

「酵素ブーム」は正しいか

最近、「酵素」という言葉に注目が集まっています。「酵素」を名乗る製品もたくさん販売されています。

酵素をセールスポイントに使う人たちの間では「人間が生産できる酵素の量は決まっている。長生きするためには、酵素の節約が必要だ」という文言がよく使われます。「食事をするとそのぶん酵素が使われるので、食べ過ぎてはいけない」ともいわれます。しかし、人体が生涯につくり出せる酵素の量に制限があるというデータはありません。科学的な証明はなされていないのが実際のところです。

そもそも酵素とはどのようなものか、そのことからお話ししてみましょう。

人間を含む動物の生命活動は、体内におけるさまざまな化学反応によって保たれています。その反応のスピードを調整するタンパク質が酵素です。それぞれの組織には働きに応じた酵素が備わっています。食べたものを消化吸収するのはもちろん、呼吸をしたり、筋肉を動かしたりと、あらゆる生命活動には酵素が関与しています。もしも、酵素の働きがなければ私たちは生きていることができません。**まさに生命活動の源ともいえるのが酵素**です。

それほど大事なものだからこそ、健康になりたい人と健康食品や健康情報を売りたいメーカーの間で「酵素ブーム」がくり広げられているのでしょう。

しかし、酵素とはタンパク質の一種です。食べ物の中のタンパク質は、腸の中でアミノ酸という最小分子に分解されたのちに、体内の必要な箇所へ届けられ、タンパク質に再合成されます。タンパク質の一種である食品中の酵素も、そのまま体で使われるということはないのです。

また、「生野菜や発酵食品には酵素が含まれるが、加熱すると活性を失うので、それらは生のまたっぷり食べるとよい」ともよく聞くフレーズです。酵素は加熱すれば働きを失うのはそのとおりなのですが、生で食べたところで、胃酸で壊されてしまいます。こう考えると、**「酵素」を名乗る食品をとっても、それがそのまま体内で機能するということは基本的にない**と考えてよいでしょう。

だからこそ、**生命活動に必要な酵素は、体内でどのくらい生成できるかが重要**となってくるのです。

酵素は、数千から数万もの種類があると推計されています。それらは２つのグループに大別できます。一つは食べ物の消化吸収を支える「消化酵素」、もう一つは体を正しく働かせるための「代謝酵素」です。このうち、**消化酵素は腸と腸内細菌が協力してつくり出している**ことがわかっています。

たとえば、腸内細菌の中に、バクテロイデス・テタイオタオミクロンという細菌がいます。バクテロイデス門の仲間ですから、これも日和見菌と見てよいでしょう。

テタイオタオミクロン菌は、植物の食物繊維を分解する酵素の遺伝子を２６０種類以上も持っていることがわかっています。テタイオタオミクロン菌が分解して短鎖脂肪酸をつくり出していることをマウス実験によって解明したのは、ワシントン大学の研究チームです。テタイオタオミクロン菌のような菌種のおかげで、食物繊維を分解する遺伝子を持たない人間も、野菜類から効率的に栄養素を吸収できるのです。

他にも、腸内細菌がつくり出す酵素はさまざまにあります。一説によれば、**腸内細**

菌は、人体が生成するおよそ150倍もの酵素をつくり出しているといわれます。

日本人には日本人ならではの腸内細菌がいる

腸内細菌がつくり出す酵素は、民族によって異なることもわかっています。

私たち日本人にも、日本人ならではの酵素をつくり出す特別な腸内細菌がいます。たとえば、海藻を分解する酵素をつくり出す細菌です。**日本人の8割もの人に海藻の分解酵素をつくる腸内細菌が存在しています。**

日本人は古代より海藻類を常食する食文化を持ってきました。海藻を日常的に食すのは、四方を海に囲まれた日本独特の食文化であり、日本人ほど海藻を好む民族は、世界でも珍しいといわれています。

海藻の分解酵素をつくり出せる遺伝子は、海にすむ細菌に存在しています。その細菌を日本人が持っているということは、「遺伝子の水平伝播」が起こったと考えられます。まったく異なる個体間で起こる遺伝子のとり込みである「遺伝子の水平伝播」

は、生物が進化する過程においてたびたび起こることです。

私たち日本人は海藻を常食する中で、通常はエネルギーゼロとされる海藻からも、栄養素やエネルギーをとり出すための酵素をつくる細菌を腸にとり込んでいたのです。

また、アフリカや南アメリカのベネズエラの原住民など、トウモロコシを主食とし低タンパク質の食事をする民族は、アミノ酸の一種であるグルタミンの分解酵素が豊富です。食事から限られたタンパク質しか得られないため、これを効率的に吸収できるよう、その分解酵素を多く持ったのでしょう。反対に、高タンパク質・高脂肪の食事が多いアメリカ都市部の人たちは、脂質の代謝に関与する遺伝子を持った腸内細菌が多いと報告されています。このように、**宿主がどのような食事を伝統的にしてきたかによって、腸内細菌とそれらがつくり出す酵素の種類は違ってくる**のです。

なお、消化酵素を効率よく得るために、欠かせないことがあります。よく噛んで食べることです。唾液中には、消化を助ける酵素の他、活性酸素を消去する酵素も含まれます。**一口30回を目安にゆっくり噛んで食べるようにすると、唾液の分泌量が増え、腸内での消化の負担も軽減でき、酵素の分泌量を増やせるようになります。**

17

サプリメントを飲んでも腸内細菌が働かなければビタミンは得られない

腸内細菌がビタミンを合成する

私たちの腸はビタミン類を合成する機能を持っていません。**食べたものからビタミン類を合成するのも腸内細菌たちの働き**です。

なぜ、私たちの腸は、ビタミンを合成できないのでしょうか。

生物は、不足すると生存や生育にかかわる栄養素に関しては、体内で合成できるよう進化してきました。一方、少しの間だけなら不足しても不都合のない栄養素は、エネルギーの節約のために、腸内細菌に合成を任せるようになったと考えられます。その一つがビタミン類であり、前述した酵素や短鎖脂肪酸などです。

ただし、いずれも生体を正常に働かせるためには不可欠な栄養素です。ビタミンの多くは、酵素の働きを支える補酵素として働いています。よって、ビタミンが不足すれば、酵素がうまく働けなくなり、体のふしぶしに不具合が生じます。こうしたことから、ビタミンはよく「体の潤滑油」とたとえられています。

人がビタミンの合成能力を失ったもう一つの理由は、進化の過程において、ビタミン類の豊富なものを食べる機会が多かったからでしょう。ビタミン類の豊富なものをたくさん食べ、同時にビタミンを合成できる細菌を腸にたくさんすまわせていたため、人間の腸は自らビタミンを合成する機能を棄てたのだと考えられます。

腸内細菌が合成するビタミンの主なものを111ページに表にして示しました。ビタミンは、こんなに多くの機能を支える働きを持ちます。

たとえば、**納豆や緑黄色野菜、レバーなどに豊富なビタミンB_2は、肥満予防に欠かせない栄養素**です。食事に含まれる脂質をエネルギーに変えて、体の活動に使われるのを助ける働きを持ちます。また、人体を構成する約60兆個の細胞はすべて、古いものが新しいものに入れ替わりながら体を正常に若々しく保っています。これを「新陳代謝」と呼びます。この新陳代謝を助ける働きも、ビタミンB_2にはあります。こうした働きから、「発育のビタミン」との別名を持ちます。ビタミンB_2が不足すると、唇の荒れや口角炎、肌荒れなどになって表れます。

他のビタミンもすべて体内の調整には欠かせない栄養素たちです。

腸内細菌がつくる主なビタミンとその機能

種類	機能
ビタミンB_1	●糖質の分解を助ける ●精神を安定させ、成長を助ける
ビタミンB_2	●細胞の再生やエネルギーの代謝を助ける ●健康な皮膚や髪、爪をつくる
ナイアシン	●脂質、糖質、タンパク質の代謝に重要
パントテン酸	●脂質、糖質、タンパク質の代謝を助ける ●ビタミンB_6や葉酸とともに免疫に働きかける
ビタミンB_6	●健康な皮膚をつくる ●神経伝達物質の合成にかかわる
ビタミンB_{12}	●神経細胞内の核酸やタンパク質の合成、修復を助ける ●悪性貧血を防ぐ
ビオチン	●髪と皮膚の健康を助ける ●疲労感や憂うつなどとも関連
葉酸	●貧血予防に重要 ●タンパク質や核酸の合成を助ける
ビタミンK_2	●血液の凝固に関係 ●骨の代謝にも重要

腸内フローラの乱れは、こうしたビタミンの供給を滞らせます。「肌の調子が優れない」「髪の毛が抜けやすい」「太りやすい」「疲れやすい」「イライラする」などは、たびたびビタミン不足が起こす不調といわれます。**腸内フローラの乱れがビタミンの合成力を低下させ、不調を引き起こしているのかもしれません。**

「ビタミン不足は、健康と美容の大敵」と広く知られています。必要に迫られる思いでサプリメントを摂取している人も多いでしょう。しかし、どんなに高価なものも健全な腸内フローラがなければ、努力は水の泡となってしまいます。

反対にサプリメントに頼らなくても、食物繊維たっぷりの野菜や果物をふだんからとり、よい腸内フローラを育んでおけば、ビタミン類の合成力は高まります。**腸が元気ならば体が若返る理由の一つは、腸内細菌のビタミン合成力に隠されていたのです。**

消化管ホルモンも若返り成分も腸内細菌がつくる

腸内細菌が合成する栄養素は、まだまだあります。**ホルモンの一部も腸内細菌がつ**

くっています。ホルモンとは、体内を正常に動かすための情報を伝える物質で、体の内外で起こったことを各器官に伝え、それぞれの機能を誘導する働きを持ちます。

ホルモンの種類は多種多様です。腸でつくられるホルモンは、消化にかかわるものが多くなります。たとえば、十二指腸で産生されるセクレチンやコレシストキニン、小腸がつくるインクレチンなどです。これらは「消化管ホルモン」と呼ばれ、消化に必要なさまざまな指令を伝えています。これらのホルモンの合成にも腸内細菌の助けが欠かせないのです。

腸内細菌がつくる物質の中でもう一つ大事なものがあります。「エクオール」と呼ばれるものです。**エクオールは腸内細菌が大豆イソフラボンからつくり出す成分で、強力な抗がん作用を持ちます。**また、女性ホルモン様の働きをするので、更年期以降の女性が若々しく魅力的にあり続けるためには、まさに救世主のような成分です。

ただし、このエクオールをつくれるのは、イソフラボンと相性のよい腸内細菌を持った人だけです。その腸内細菌を育てるには、食物繊維をとるなどして腸内環境を整えたうえで、大豆や大豆製品を毎日食べる習慣を持つことです。

18

腸内細菌を増やし、小麦粉・牛乳を遠ざける食事療法で自閉症が改善される可能性

自閉症の子は腸内細菌が少ない

最近、腸内細菌の分野において画期的な研究がもう一つ進められています。腸内細菌と自閉症との関係についてです。**自閉症の子どもは、そうでない子と比べて、腸内フローラの多様性が乏しいことが報告されています。**

子どもの自閉症は、世界的に見ても増加傾向にあります。アメリカ疾病予防管理センター（ＣＤＣ）の２０１４年の発表によれば、２０１０年時点で、子どもの68人に１人が自閉症と診断されているといいます。一つの学年に子どもが２００人いたとしたら、その中に３人は自閉症の子がいるということになります。子どもの障害として決して特別なものでなくなってきているのです。

なぜ、子どもの自閉症は起こるのでしょうか。明確な原因は、これまで示されてきませんでした。自閉症とは、先天性の脳機能の発達障害とされ、３歳までに特徴的な症状が表れたときに自閉症と診断されることになります。その症状とは、視線をあわせようとしない、人とうまくつきあうことができないなどの「社会性の発達の障害」、言葉をうまく話せない、自分の好きな言葉をくり返すなどの「コミュニケーションの障害」、おもちゃや行動、好きな事柄に対して極端なこだわりを示す「活動と興味のかたより」という3つに大別されています。

ただし、右記は一般的な例であり、表に出てくる症状はひとりひとり異なります。表面上は健常児と変わらないことが多いため、さまざまな誤解を受けやすくなります。周囲の誤解や無理解は本人や親の苦しみをいっそう深めます。ときに、親の育て方が悪いのだろうという誤った考えから、精神的に追い詰められてしまう母親も、悲しいことながら少なくありません。

今後、腸内細菌と自閉症の関連性を追求する研究がさらに進めば、多くの朗報が自閉症の子どもとその家族に舞い込むことになるでしょう。

自閉症の子は、なぜ腸内フローラの組成が著しく乏しいものになっているのかという原因の解明についても、今後の研究が待たれるところです。ただ、明らかにされつつある原因もあります。自閉症のサブグループに、1~2歳の頃は正常な言葉の発達を見せていたにもかかわらず、その後言葉を発せなくなり、自閉症の症状を見せ始めるタイプがあります。これを「折れ線型発症」といい、自閉症全体の約3分の1を占めます。原因は不明とされますが、実は**患者さんのほとんどが発症前に抗生物質（抗菌薬）を服用しており、なんらかの胃腸障害を持っていることがわかっています。**

反対に、自閉症の子が風邪や中耳炎などの感染症にかかり、抗生物質を飲む治療を受けたところ、症状が一時的に改善したという例も多く見られます。こうした例を見ると、なんらかの菌種の増減が発症に影響しているのではないかと仮説が立ちます。

抗生物質ほど腸内バランスに悪影響を与えるものはありません。とくに、腸内フローラを育成する大事な乳幼児期にこの薬を多用すれば、腸内フローラの組成に悪影響をもたらすことは十分に予測できることです。

自閉症の話からちょっと外れますが、**腸内フローラの貧弱な母親から生まれた子はアトピー性皮膚炎になりやすい**ことがわかっています。出産でいきむ際、母親はわずかながらも大便を漏らします。そのとき、赤ちゃんは母親から大量の腸内細菌を受けとります。ところが、母親の腸内フローラが貧弱であると、赤ちゃんは限られた腸内細菌しか母親から得られず、免疫力の弱い子になりやすいのです。

いずれにしても、こうした事例を見ている限り、腸内フローラの状態と腸内バランスの乱れが自閉症の症状に深く関与していることが見てとれるのです。

腸内バランスの乱れとアレルギーが原因か

最近私は、とても興味深い本を読みました。『食事療法で自閉症が完治!!』（コスモトゥーワン）です。この本は、著者のキャリン・セルーシさんが自閉症の息子マイルズくんの症状の克服を目指して懸命にとり組んだ記録が、克明に記されています。

セルーシさんは、**小麦粉のグルテンと牛乳のカゼインというタンパク質に脳内がアレルギー反応を起こし大きな混乱を起こしている**ことを、マイルズくんの症状と食事内容を見つめながら検証しています。また、マイルズくんが生後11カ月ごろから中耳炎をくり返し、そのたびに抗生物質を投与されたこと、多くの子どもたちがＭＭＲ（はしか、耳下腺炎、風疹）のワクチンの接種後に自閉症行動が始まったことも示しています。腸内細菌のバランスの乱れが悪玉菌を著しく増殖させて腸壁に穴を開け、タンパク質のような粒子の大きな物質を通過させてしまうことが、アレルギー反応を起こす原因になっているという説も、ある研究者の言葉を借りて紹介していました。このことも後述しますが、腸壁に細かな穴が開くことを「リーキーガット（腸管壁浸漏《ちょうかんへきしんろう》）症候群」といいます。

マイルズくんの自閉症の症状は、小麦粉と牛乳を完全に除去する食事療法を行うことで劇的に改善していきました。ただし、食事療法がすべての子の自閉症を改善できるわけではなく、始めるタイミングや症状によって結果が違ってきてしまうという難しさについても記述されていました。また、マイルズくんのケースがすべての子に当てはまるとも思えません。

しかし、セルーシさんのとり組みによる効果は、悩める親たちに大きな勇気を与えることでしょう。そして、腸内バランスを整えて細菌叢を豊かに育む食生活によって、自閉症の症状が改善される子も増えるのではないかと希望を持つことができると思います。

19

腸を鍛えればうつ病はよくなる！
人の幸福感をつくるのは腸内細菌だ

腸内環境の悪化がうつ病をつくる

腸内フローラの組成は、生後だいたい1年間で決まってしまうことはお話ししました。ただし、腸にすみついた細菌たちの数はたえず変動しています。たとえ乳児期になんらかの問題により腸内フローラの多様性を十分に築けなかったとしても、今ある腸内細菌を増やす生活を送ることで、腸内環境は変わってきます。そうした変動が、脳や心の状態にまで影響を与えることがわかってきました。

最近私は、**腸内環境の悪化がうつ病や不安神経症をうながしている可能性**を示唆する研究結果を発表しました。

たとえば「幸せ」と感じるとき、脳では特定の神経伝達物質が分泌されています。一つはセロトニンという物質で、歓喜や快楽を伝えるものです。もう一つはドーパミンという物質で、気持ちを奮い立たせてやる気を起こす働きがあります。簡単に説明すれば、セロトニンはものごとがうまくいっているときに力を発揮し、ドーパミンは逆境や不遇の状況に立たされているときに「がんばろう」と意欲を高めさせるホルモンです。両者はあわせて「幸せホルモン」と呼ばれます。**幸せホルモンは脳で分泌されますが、その原料となる前駆体は、実は腸でつくられています。**そのため、**腸内環境が悪化すると、幸せホルモンの分泌量は著しく減ってしまう**のです。

腸の健康は脳の健康であり、脳の健康は腸の健康です。生物にとってもっとも重要な臓器である腸と脳は、強く影響を及ぼしあいながら動いています。そうした両者の関係を「脳腸相関」といいます。

幸せホルモンの上手な増やし方

うつ病の発症にとくに強く影響するのはセロトニンです。

人体におけるセロトニン量は、全体で約10ミリグラムほどです。そのうちの9割は腸に存在し、全身の各臓器に運ばれていきます。脳に存在するのは、残りのたかだか2%に過ぎません。このわずかなセロトニンが脳内にあって人の精神活動に大きく関与しています。

うつ病を遠ざけ、幸福感の強いポジティブな心理状態を築くためには、脳内のセロトニン量を増やすことが第一です。

セロトニンは、卵や魚、大豆食品、乳製品などに含まれる「トリプトファン」という必須アミノ酸を原料につくられます。必須アミノ酸とは、体の生育に不可欠な成分でありながら、体が自力で合成できないアミノ酸のことです。必須アミノ酸は、食べ物から摂取することが必要です。

そこで、うつ病の栄養指導では「卵や魚、大豆食品、乳製品などをしっかり食べるように」とたびたびいわれます。これは、不足しがちなセロトニン量を食事から増やそうという考え方によるものです。しかし、それらの食品をいくら食べたところで、腸内フローラが貧弱な状態にあれば分泌量を増やすことはできません。幸せホルモンの合成に働いているのは、腸内細菌だからです。**セロトニンの量の増加には、多種多様な細菌が腸にバランスよく存在できるような食事を心がけることが大前提**です。その土台があってこそ、トリプトファンはセロトニンへと変わることができるのです。

トリプトファンからセロトニンの前駆体がつくられる際、ビタミンB_6が使われます。また、ドーパミンはフェニルアラニンという必須アミノ酸からドーパミンの前駆体になるまで葉酸やナイアシン、ビタミンB_6が必要とされます。111ページを振り返ってみてください。これらのビタミン類を合成しているのは、腸内細菌です。腸内フローラが乱れてビタミンの合成力が落ちていれば、必然的に幸せホルモンの量も減ってしまうのです。

なお、前駆体とは、特定の物質が生成される前の段階の物質を指します。脳には「血液脳関門」といって有害な化学物質が入ってこないよう関所が設けられています。しかし、前駆体という小さな分子であれば血液脳関門を通過できます。前駆体が脳に届けられると、それを材料に幸せホルモンが合成されます。ちなみに、**腸内細菌たちがつくり出した幸せホルモンの前駆体を、脳へと送り出しているのも腸内細菌**です。

うつ病の治療には、脳内のセロトニン量を増やすための薬剤や抗不安剤、精神安定剤などが処方されます。しかし、それ以前に重要なのは、腸内細菌を増やす食生活です。うつ病は腸を鍛えることで十分に克服できる病気だと私は考えています。

セロトニン不足チェックリスト

日頃のご自身の行動を振り返り、チェックしてみよう。

４個以上にチェックがつけばセロトニンが不足気味、６個以上ならばかなり深刻な状態。この結果はそのまま腸内環境を物語る。

サラリーマン用	①出勤してしばらくしてもまだ眠気が残っている	✓
	②日光を浴びることが少ない	✓
	③一駅ウォークをしたい気分にならない	✓
	④なるべくなら人に会いたくない	✓
	⑤言いたいことが言えない環境である	✓
	⑥自分はダメだと何ごとに対しても消極的である	✓
	⑦些細なことでキレやすい	✓

主婦用	①椅子が目の前にあるとすぐに座ってしまう	✓
	②急いでいないのに赤信号が待てない	✓
	③友人には自分から連絡せず、連絡が来るのを待つ	✓
	④毎日の掃除や洗濯などの家事が面倒	✓
	⑤自分の気持ちを素直に表現できない	✓
	⑥電話に出ることを億劫に感じる	✓
	⑦自分を何もできない人間だと責めてしまう	✓

20

イライラや不安、カッとなりやすい心は、汚れた腸からつくられる

ストレスは悪玉菌を異常繁殖させる

腸内環境が乱れると、少しのことにもイライラや不安を感じやすくなります。一方で、ストレスをため込みやすい人は腸内環境を荒らしやすいものです。腸内フローラの乱れとストレスは負の相関関係にあり、両者が重なると体調はますます悪くなります。それほどストレスとは、腸内フローラにとっての大きな敵です。

１９７６年、アメリカ航空宇宙局（ＮＡＳＡ）のホールデマン博士は、宇宙飛行士と腸内細菌との関係を調べました。この年、ＮＡＳＡは３人の宇宙飛行士を乗せた有人科学実験探査機を打ち上げています。博士がこの３人の腸内細菌を継続的に調べたところ、**極度の不安と緊張にさらされているとき、悪玉菌の仲間であるバクテロイデス菌が異常に増加することが示されました**。

旧ソ連においても、同様の研究が行われています。宇宙飛行士の腸内フローラは飛行前から変化を見せ、飛行中はさらなる異常が認められました。善玉菌の一種であるラクトバチルス菌などが減る一方、悪玉菌のクロストリジウム菌が増加したのです。

国内でも同じような研究は行われています。阪神・淡路大震災後の被災者の腸内フローラを調べたところ、大便中のカンジダやシュードモナス菌などの悪玉菌が増加していました。

なぜストレスは、善玉菌を減らし、悪玉菌を異常繁殖させるという形で腸内フローラに大きなダメージを与えるのでしょうか。

以前は、ストレスが腸内フローラを変化させるしくみとして、ストレスを負うと免疫機能や腸管の運動が乱れ、それが間接的に影響するのだろうと考えられていました。

ところが、九州大学の須藤信行教授らのグループは、系統的な研究により、人間の体は有害なストレスを受けたときに、「視床下部—下垂体—副腎」という流れを介して腸内細菌に悪影響を与えることを明らかにしています。**有害なストレスを脳が察知すると、消化管の局所で「カテコラミン」が放出され、腸内フローラに直接的な影響を与えていることがわかった**のです。

カテコラミンとは、アドレナリンやノルアドレナリンなどの神経伝達物質の総称です。これらは**ストレスホルモン**とも呼ばれます。ストレスを感じると発生し、動悸や血圧の上昇、発汗、血糖の上昇、覚醒などの不快な変化を体に与えます。

須藤教授の研究では、このカテコラミンが腸内で発生すると、大腸菌の増殖が進み、腸管局所での病原性が高まることが認められました。カテコラミンが腸内細菌の病原性を強めさせる作用は、大腸菌以外の細菌でも観察されています。

このように、**不安や緊張によるストレスは、腸内細菌のバランスを著しく乱します。**その乱れた腸内環境が脳へ情報を送ると、脳内ではストレスホルモンがつくり出される一方、セロトニンやドーパミンなどの幸せホルモンの量を減少させます。それによって脳が不安と緊張を増強させるという循環ができあがっているのです。

イライラが止まらないのは腸が汚れているせい

だいぶ前のことですが、アメリカで、夫婦げんかのすえに妻が夫を半日監禁し、ピストルで殺してしまうという事件が起こりました。妻の腸内フローラは悪玉菌でいっぱいだったことが、事件後の調査により報告されました。

これは少々極端な例ですが、私たちはふだん、イライラしたり、カッとなったり、憂うつになったり、落ち込んだりなど、ときおり自分の感情を抑えられなくなることがあります。「なぜ、感情に任せてあんな言動をとってしまったのだろう」と後悔することもたびたび経験されているでしょう。ひとことで「性格」と片づけられてしまう感情や行動は、実は、汚れた腸が起こしている可能性があります。そうしたときには、ぜひご自身の大便を観察してみてください。匂いがきつい、量が少ない、形が悪い、下痢や便秘を起こしているなどというのは、悪玉菌が優勢になっている表れです。

日本では今、あまりにも残虐な事件が相次いで起こっています。自分の思い通りにならない相手にカッとなって命を奪ってしまうという短絡的な思考の裏には、何が隠されているのでしょう。**カッとなりやすい人、キレやすい人、自分勝手な思考の持ち主の人の腸では、悪玉菌が異常に繁殖している**のは間違いありません。腸が汚れるとイライラしやすい衝動的な心理が脳によって築かれてしまうのです。

また、**細菌の種類や数の少ない貧弱な腸内フローラが、宿主の攻撃性を高めさせる**

こともわかっています。

スウェーデンのカロリンスカ研究所とシンガポールのジェノーム研究所の研究チームは、ふつうの腸内フローラを持つマウスと、腸内細菌を持たない無菌マウスを用意し、それぞれの成長を観察しました。結果は、無菌マウスは成長後、より攻撃的になり危険をともなう行動を示すことがわかりました。

次に、無菌マウスを2つのグループにわけ、一つには成長初期に、もう一つには成熟後に腸内細菌を投与し、比較検討を行いました。結果は、成長初期に腸内細菌を導入したマウスは、成熟後もふつうのマウスと同じような行動を示しました。これに対し、成熟後に腸内細菌を投与したマウスは、無菌マウスと同じように強い攻撃性と危険性をあわせ持つ性格になりました。

この研究の中心となったR・D・ヘイジ博士やS・ペターソン博士たちは、**腸内細菌が脳の発達に影響を及ぼしている**と結論づけました。脳の神経細胞どうしの情報の交換機能においても影響を与えている可能性も示唆しています。腸内細菌がいなければ、脳は正常な状態を保てず、人の心に衝動性や攻撃性をつくり出してしまうのです。

21

認知症は「腸内細菌」と「水」で予防できる

認知症の最大の原因は活性酸素

私は、**腸内フローラによい生活が認知症をも遠ざける**と考えています。

認知症は、日本に生きる私たちにとって、一つの身近な病気になりました。「10年後には65歳以上の5人に1人が認知症という状態になる」と国は推計を発表しています。現在、認知症の人は国内に約462万人いるとされています（2012年時点）。それがわずか十数年のうちに730万人にも膨れ上がるというのです。

日本は世界一の長寿大国です。世界に誇るべきこの事実が、日本人には「老後の不安」として重くのしかかっています。平均寿命の長さに対して健康寿命（介護の必要がなく、自立した日常を送れている年齢）は短く、介護の必要な状態になってから死ぬまでの平均期間が男性は9年間、女性は12年間もあると推計されています。こうした不安要素の大きな部分を占めるのが認知症です。認知症の有病率は5歳長生きするごとにほぼ倍になり、95歳以上の8割が認知症という事実もあります。

このように、生きている限りすべての人に発症の可能性の高い認知症ですが、私は腸内細菌の力を借りることで遠ざけられると考えています。

認知症は加齢にともなう病であり、とくに脳が萎縮するタイプのアルツハイマー病は原因がわかっていないとされています。しかし、明らかにされている事実もあります。それは**活性酸素の害**です。

活性酸素とは酸化力の強い物質で、細胞を劣化させる作用があることは前に述べました。人間の脳は、活性酸素の害を非常に受けやすい臓器です。人体を形づくる成分のうち、もっとも酸化しやすいのは脂質です。人間の脳は、約80％が水分ですが、水分を除いた部分のうち、約60％が脂質からできているのです。

その脂質が活性酸素に過剰にさらされ続けると、褐色の色素沈着を起こします。これが脳内で蓄積されてくると、「アミロイドβ」や「タウタンパク」などのゴミタンパクが大量につくり出され、さらに活性酸素を過剰に発生させるようになります。こうなってくると、脳の神経細胞が変性し、萎縮するようになるのです。

つまり、**活性酸素の過剰発生を防ぐことが最大の予防法**です。前述しましたが、腸内細菌は食物繊維を発酵させる過程で水素を発生させます。**腸内細菌の数や種類が豊富であれば、水素の発生量も増えます。**水素は酸素と結びつくと水になります。よって、活性酸素を水素と結びつけられれば、その酸化力を無毒化できるのです。

ここ数年で、水素水の市場規模は500億円にも600億円にもなったといわれています。将来的には、1000億円規模にも拡大されるだろうとも予測されています。水素水は、活性酸素の害を消す作用があり、美容と健康によいという意識が消費者に定着しつつあるからでしょう。

認知症の予防としても水素水は人気です。ただし、水素を人工的に充填してつくる水素水は、工場で生産された直後から水素が抜け始め、飲む際に栓を切ったら最後、すぐに飲みほさなければ水素が抜けてしまうというデメリットがあります。しかも、ほとんどが高価です。

こうしたものに頼らなくても、私たちの腸には、天然の水素を発生させてくれる腸内細菌たちがいます。まずは、腸内細菌が元気に働ける食生活と生活環境を整えましょう。それこそが、認知症を遠ざける最良の予防策となるのです。

認知症を予防する水の選び方

認知症の予防策として欠かせないことがあります。それは、**「水を飲む」**ことです。脳の約80％は水分だからです。**水で満たされている脳は、水不足にとても弱い性質を持っています。**体内からわずか1～2％水分量が減っただけで、脳の意識レベルが低下してしまうのです。こうなると頭がぼんやりして、「何かをしよう」「がんばろう」という意欲がわかなくなってきます。

しかも、人は加齢とともにのどのかわきを感じる能力が衰えていきます。夏になると熱中症になり救急車で運ばれる人が増えますが、その半数は高齢者だとされています。のどのかわきに鈍感になるため、水分補給を忘れやすいのです。水分補給を怠れば、脳へ与える影響も大きくなります。

水は、のどにかわきを感じる前に、ちびりちびりと飲み続けることが大事です。いつも手元に置いておき、一口ずつゆっくりと飲むようにしましょう。それが、脳を守る水の飲み方です。

水の選び方も重要です。**水道水は、塩素という殺菌剤が入っているため、腸内細菌にダメージを与え、活性酸素を発生させる**水です。よって、水道水を生で飲んではいけません。水道水は浄水器を通し、料理に使う程度にしておきましょう。

飲み水は加熱殺菌をしていない天然水を選んでください。天然水であっても加熱すれば、水の持つ生理活性が失われ、健康効果が薄れます。加熱殺菌しなくても安心して飲めるクリーンな水がよい水です。また、ミネラルを適度に含むものがお勧めです。ラベルに「鉱水」「鉱泉水」「温泉水」と記載されているものがよいでしょう。

還元力の高い水を選ぶことも重要です。pH（水素イオン指数）が7・1以上の弱アルカリ性の天然水が、活性酸素の害を消せる水です。反対に、pHが7以下の酸性水はお勧めしません。

ポイントは3つ、**「非加熱の天然水」「鉱水・鉱泉水・温泉水」「弱アルカリ性」**です。こうした良質の水を毎日1・5～2リットル、ちびりちびりと飲む生活習慣が、認知症にならない脳を築くには大事なのです。

22

腸にすむ「マイ乳酸菌」はオリゴ糖で増やせる

マイ乳酸菌が腸の健康を増進させる

体だけでなく、脳も心も健康に保つには、今ある腸内フローラをより豊かに、体によい働きをする「もうひとりの自分」に育てることです。そのためにまず必要となるのは、**「マイ乳酸菌を増やす」**ことです。

最近の研究により、腸にはその人特有の乳酸菌がすみついていることが明らかになりました。私はこれを「マイ乳酸菌」と呼んでいます。

乳酸菌は、いまだ発見されていないものも含めると、数十億個も存在すると予測されています。そうした乳酸菌のうち、マイ乳酸菌がどんな種類で何種類いるのかは、その人自身の因子によっても違ってきますし、乳児期に誰に世話をしてもらったかなどの環境因子によっても違ってきます。

たとえば、母親に育てられたら、母親が持つ乳酸菌によく似たマイ乳酸菌を持つようになります。父親に育てられたら父親の乳酸菌に似るようになります。ヤクルトヨーロッパ研究所は、「母親のビフィズス菌が子どもに受け継がれる」という研究結果を報告しています。子どものビフィズス菌の遺伝子分布が、母親のものと一致していることがわかったのです。また、**腸内細菌の組成を決めているのは、生まれた直後に接触した人が持っていた菌である**という研究報告も発表されています。

さらに、血液型によっても違ってきます。腸壁のムチン層は、A型の人はA型の血液型物質から、B型の人はB型の血液型物質からできています。乳酸菌は、それぞれの血液型に相応したものが結合します。そのことから、「A型乳酸菌」「B型乳酸菌」「O型乳酸菌」「AB型乳酸菌」などという呼び方もあります。簡単にいってしまえば、A型の人にはA型の、B型の人にはB型の乳酸菌がすみついているということです。

そうしたことに加えて、白血球の形や体質、生活環境などによっても、乳酸菌の組成は変わってきます。

生後1年間、赤ちゃんの腸はスポンジのように身の回りの細菌をとり込むことはお話ししました。それらの細菌からどれを腸内にすみつかせるのかを選別しているのは、IgA抗体です。乳酸菌も同様です。多種多様にある乳酸菌のグループの中から腸に定着できる菌種をＩｇＡ抗体が決めているという事実も、最近、アメリカの学者によって明らかにされています。

マイ乳酸菌は腸にすむことを許された菌たちです。**生まれてまもなく自分の腸にすみついたマイ乳酸菌を増やすことが、腸内環境をよりよく整えるためには欠かせません。**乳酸菌などの善玉菌が活発に働いていれば、最大勢力の日和見菌はいっせいに善玉菌に味方し、よい働きをするようになります。「もうひとりの自分」のよい顔を引き出せるようになるのです。

乳酸菌には、腸壁の表層を覆うムチン層にくっつき、腸粘膜を酸性に保つ働きがあります。多くの病原菌は酸性の場所では活動できませんから、乳酸菌を増やせば、腸内で病原菌などが増殖するのを妨げられます。大腸菌などの悪玉菌も、善玉菌が優勢の腸内では増殖できず、病原性を表さないこともわかっています。

さらに、乳酸菌の細胞壁には強力な免疫増強因子があって、それが免疫細胞を刺激する働きがあります。**乳酸菌が活発に働く腸内では、免疫細胞も元気に働く**ことができるのです。

大豆、ゴボウ、玉ネギでマイ乳酸菌を増やす

マイ乳酸菌の種類は、生後1年を過ぎたら増やすことはできませんが、マイ乳酸菌の数は宿主しだいで増やせます。それには、乳酸菌群のエサを食べてあげることです。**乳酸菌群がとくに好むのは、オリゴ糖**です。オリゴ糖は熱や酸に強く、胃酸や消化酵素によって分解されず、腸まで到達しやすい特性を持っています。オリゴ糖を飲んで腸内細菌叢の変化を見ると、培養検査において摂取前には17・8％だったビフィズス菌が、摂取1週間後には38・7％、2週間後には45・9％にもなりました。ところが、オリゴ糖の摂取を止めると、1週間でほぼもとの数値に戻ってしまいました。よって、**オリゴ糖は毎日とり続けることが重要**です。

オリゴ糖には、シロップになっている製品もありますが、購入を考える際には必ず成分表を確認してください。オリゴ糖を名乗りながら、他の人工甘味料を加えているものや、保存料などの添加物を使っているものがあります。こうしたものは買っては

いけません。また、遺伝子組み換えなどの問題を考えると、少々高価であっても、トウモロコシなどを原料とするものより、砂糖大根（甜菜《てんさい》）などを使ったものを選ぶとよいと思います。

しかし、いずれにせよ、オリゴ糖製品はとり過ぎ厳禁です。オリゴ糖は他の腸内細菌のエサにもなるため、一度にたくさんとり過ぎるとおなかが張ってオナラがたくさん出るようになるでしょう。軟便になり、下痢をすることもあります。**オリゴ糖製品は、1日にだいたいスプーン1杯が目安**です。

オリゴ糖はふだんの食事から自然な摂取を心がけることがいちばんよい方法です。**大豆やゴボウ、玉ネギ**などに豊富に含まれています。これらの食品を毎日の食卓にとり入れましょう。**酢玉ネギや納豆を食べるだけでも、マイ乳酸菌は増やせます。**

マイ乳酸菌を増やす方法として、私は多種類の乳酸菌から集めた「乳酸菌増殖因子」を毎日飲んでいます。これを飲むとマイ乳酸菌の数が増え、さまざまな免疫活性物質が産生されることがわかっています。一般的には「乳酸菌生成エキス」と呼ばれています。

23

ヨーグルトは、菌が生きたまま腸に届かなくてもよい

「菌が生きたまま届くヨーグルト」は有効か

乳酸菌やビフィズス菌などの善玉菌を増やす食品として、多くの人がまっさきに考えるのは、ヨーグルトでしょう。牛乳を乳酸菌やビフィズス菌などで発酵させてつくるヨーグルトには、善玉菌がたっぷりいます。そうしたヨーグルトには、**善玉菌を増やして悪玉菌を減らす作用**のあることが明らかにされています。

こうした利点から、日本でもヨーグルト人気は根強いものがあります。ただし、近年のヨーグルト人気を見ていると、必ずしも正確な事実に基づいたものとは思えないことがたびたびあります。

「ヨーグルトを食べて腸内環境を整えよう」「ヨーグルトを食べると免疫力が高まる」というように、テレビなどではその有用性をたびたび訴えかけてきます。スギ花粉症の時期になると「ヨーグルトを食べ続けていると症状が軽くなる」という医療者のコメントもよく見られます。

しかし、**ヨーグルトは腸内フローラの増強に効く万能食ではない**ことを知っておきましょう。たしかに、ヨーグルトを食べればマイ乳酸菌を刺激し、腸内フローラは善玉菌優勢に整います。しかし、その良好さはその日限りの腸内環境であり、持続性を願うのならば、1日に500ミリリットルほどは必要だともされています。

「これさえ食べていれば、腸内フローラが整う」といえるほど、ヨーグルトは完全な食品というわけではないのです。第一に重要なのは食事であり、ヨーグルトはそれを補う食品と考える程度がよいのではないでしょうか。

また最近、「菌が生きたまま腸に届く」というヨーグルトが人気です。「菌が生きたまま届く」と聞くと、腸内環境の改善によさそうな気もしてきます。しかし、**その菌があなたの腸にもともといるものでなければ、生きて腸に届いても、いずれ腸から排除されてしまいます**。こうした菌を「通過菌」と呼びます。反対に、腸に根づいている菌を「定着菌」といいます。マイ乳酸菌も定着菌の一種です。

「菌が生きたまま届くヨーグルト」が人気を集めるようになった背景には、乳酸菌やビフィズス菌の9割が、生きたまま腸には届かないことにあるでしょう。**乳酸菌の多**

くは胃酸に弱く、胃を通過する際に死んでしまうのです。

しかし、それでよいのです。乳酸菌が死んでしまったとしても、菌体からは「自分たちの仲間を増やす因子」が出てきます。細菌は、死ぬときに自分の仲間を増やす因子を出すことは前にお話ししました。ヨーグルトを食べ、腸に届いたのが死んだ菌であったとしても、マイ乳酸菌は活気づきます。

つまり、**ヨーグルトを食べる意義は、菌が生きているかどうかではなく、乳酸菌群のいた溶液を腸に届けることにあります**。その溶液は、生まれてすぐに私たちの腸にすみついたマイ乳酸菌の働きを活性化し、数を増やすことに役立つのです。

現在、全国で販売されているヨーグルトは１０００種類以上あります。その半数は「菌が生きたまま届くヨーグルト」など、特定の乳酸菌の特性をうたったものです。たとえば、「インフルエンザにかかりにくい」「ピロリ菌を減少させる」「プリン体を排出する」「花粉症の症状を軽くする」などさまざまです。乳酸菌にはそれぞれ特性があり、そうした特定の乳酸菌を使っているものは「機能性ヨーグルト」と称されます。

もしも、あなたの腸に機能性ヨーグルトの仲間のマイ乳酸菌がいれば、ヨーグルトを食べ続けることで効果を得られるでしょう。ただし、機能性ヨーグルトの効果を得たいならば、食べ続ける必要があります。いずれも通過菌であるため、2～3日で腸から排除されてしまうからです。**そのヨーグルトがマイ乳酸菌の働きを助けてくれるものかどうかを知るためには、まずは2週間食べ続けてみる**ことです。

一方、機能性ヨーグルトに含まれる特別な菌が、あなたのマイ乳酸菌の仲間でなかった場合、通常のヨーグルトを食べる以上の効果は期待できないかもしれません。

体内脂肪の多い人は控えたほうがよい

ヨーグルトの効用に最初に注目した学者は、ロシアの生物学者エリー・メチニコフ（1845～1916年）です。免疫系の先駆的な研究者であり、ノーベル生理学・医学賞の受賞者でもあるメチニコフが、晩年に関心を向けたのがヨーグルトの健康効果でした。

彼は、人が老いる原因は、腸にいる腐敗菌が出す毒素による慢性中毒であると考えました。とくに、その毒素は各器官の細胞組織に悪影響を与え、動脈硬化を起こすという仮説を立てます。一方、乳酸菌を含むヨーグルトを毎日食べるブルガリアの人たちは百寿者が多いという事実にも注目しました。ヨーグルトを常食すると乳酸菌が腸内で増殖し、腐敗菌の毒素の産生を防ぎ、動脈硬化が予防できるとして、自ら実践して見せたのです。これをメチニコフの不老長寿説といい、世界中に広まりました。

ところが、彼は71歳で動脈硬化症をともなう尿毒症で亡くなります。ヨーグルト内の乳酸菌が腸内にそのまますみつくのではないことも明らかにされ、彼の学説は忘れ去られました。

ヨーグルトは動脈硬化症を患う人は避けたほうがよい食品です。それはメチニコフの例を見てもわかります。ヨーグルトには脂肪分が多いためです。体内の脂肪が過剰になっている人がヨーグルトを毎日食べてしまうと、動脈硬化症の進行をうながしかねません。

日本ではいまだに「ヨーグルトの不老長寿説」が健在です。これは健康体を持つ人に適応するものです。

24

医者に金を払うよりも味噌屋に払え

菌がウジャウジャいる発酵食品がよい

以前、発酵博士として有名な小泉武夫・東京農業大学名誉教授と『カイチュウ博士と発酵仮面の「腸」健康法』（中経出版）という対談本を出版したときの話です。小泉先生は、取材のたびにさまざまな発酵食品を持ってこられ、担当の編集者と私と3人でそれをいただきながら、和気あいあいと対談を行っていました。しかし、小泉先生の発酵食品は、くさやなど匂いのきついものばかりです。最初の取材は出版社の広い会議室で行われましたが、あとに会議室を使う人たちが嫌がるという理由で、だんだんと端に追いやられ、最後の取材は会社の隅っこだったということがありました。

匂いが強いというのは、発酵力が高くて、菌が元気だという表れです。そんな細菌がウジャウジャいるような発酵食品を毎日食べたいものです。何か一つの優秀な菌がいるというより、**たくさんの種類の細菌が数多くいる発酵食品のほうが、腸内フローラの活性化には効果的**です。私たちの腸の中には3万種、1000兆個という細菌がいるとされています。これは、平均的な数であり、豊かな腸内フローラを持っている人はさらに数が多くなるでしょうし、貧弱な人は数を大きく減らすでしょう。なかには優秀な菌でありながら、仲間をうまく増やせずに、隅っこのほうで小さくなっている菌もいるかもしれません。**発酵食品を食べてさまざまな菌を腸に入れてあげることは、腸内フローラをより豊かにする最良の支援**となります。

発酵食品も毎日食べることが大事です。細菌の多くは胃酸の強さに負けてしまいますし、腸にたどり着いたとしても定着できずに2〜3日のうちに排泄されてしまいます。ただし、くり返しますが、**大事なのは、菌が死ぬ際に出す、仲間を増やす因子を得ることです。その因子にさらされると、仲間の腸内細菌が活動的に増殖する**のです。

小泉先生との対談本の担当編集者は、ヒョロヒョロとして青白い顔をした男性でした。ところが、最後の取材では顔の血色もよくなり、エネルギッシュさを感じさせるほどイキイキとしていました。小泉先生の持ってくる発酵食品を食べていたら、下痢がちの便通が正常になり、体調がすごくよくなったというのです。彼の貧しい腸内フローラは、小泉先生のパンチのある発酵食品のおかげで劇的に改善されたようでした。

味噌汁は「食べる点滴」

発酵食品は、「これ！」というものを決めずとも、いろいろなものを選んで食べるとよいでしょう。日本を含むアジア圏は、気候風土において発酵微生物の楽園です。発酵食品はもともと食品の保存性を高めるために発達してきた料理ですから、その地域に根ざした発酵食品がさまざまにあります。

とくに日本食は、発酵食品の宝庫です。ぬか漬けやべったら漬けなどの漬け物、魚介類ではかつお節や発酵昆布、塩辛、なれ鮨、くさやなどおいしいものがいくらでもあります。味噌や醤油、みりん、酢など日本食に欠かせない調味料は、多くが発酵によりつくられています。日本酒や焼酎も発酵酒です。日本原産ではないけれども、みなさんの好きなビールやワインなども発酵酒です。旅に出かけて、初めて目にするその土地の発酵食品と出合ったら、ぜひ挑戦してみてください。匂いが強くて独特のクセがあっても、食べてあげれば腸内フローラが喜ぶはずです。

発酵食品のなかでも大豆発酵食品は、抗酸化力にとくに優れています。**世界の大豆発酵食品で抗酸化物質のベスト3は、味噌と納豆とテンペ**です。日本フリーラジカル学会（現・日本酸化ストレス学会）も、「この3つの発酵食品は非常に抗酸化性が強いため、がんの予防になる」と発表しています。フリーラジカルとは活性酸素のことです。

納豆や味噌は、私たちに馴染み深いものですが、テンペは口にしたことのない人も多いでしょう。だいぶ前に日本でも注目されたことがありましたが、残念なことに、すぐに忘れ去られてしまいました。テンペは「インドネシアの納豆」とも呼ばれる、クモノスカビで発酵させた食品です。テンペには脳の毛細血管を強くする成分が含まれており、ジャワ島周辺の人たちにクモ膜下出血や脳溢血が非常に少ないのはこれを常食しているからだとされています。また、女性ホルモン様の働きをするイソフラボンという成分も豊富であるため、女性のがんを予防する作用も期待できます。ぜひ、人気が復活してほしい発酵食品の一つです。

私たちの食生活に欠かせない味噌にももっと注目しましょう。単なる調味料だと思っていたら大損です。昔から**「医者に金を払うよりも味噌屋に払え」**というほど、健康効果に優れた食品です。ここだけの話、**高価な機能性ヨーグルトを買うくらいならば、菌の生きている質のよい味噌にお金を使ったほうが賢明**だと、私は思います。

日本伝統の発酵食品の優れているところは、1種類の菌だけでなく、多種多様な菌が繁殖していることです。納豆もそうですし、味噌もそうです。味噌は麹菌を使いますが、乳酸菌や酵母菌なども含まれます。土壌菌に分類される、日和見菌の仲間もたくさんいます。抗酸化力に優れているという利点も大きいでしょう。長崎の原爆被害者のうち、毎日味噌汁を飲んでいた人は健康被害が少なかったという統計もあります。

ただし最近は、味噌の味はするけれども、菌がおらず、保存料などを含む「味噌もどき」がスーパーの棚にたくさん並べられています。味噌を買うときにはラベルをチェックし、**「大豆（遺伝子組み換えでない）」、麹、天然塩」などシンプルな原材料で、菌の生きているものを選びましょう**。味噌は「日本人の健康の源」ともいえる食品です。みそ汁を「食べる点滴」という人もいます。貧乏性の私も味噌にはこだわり、麹菌がしっかり生きている味噌を味噌蔵からとり寄せるようにしています。

25

「白い炭水化物」は腸内細菌を疲れさせる

「日本人は農耕民族」は間違いだ

私たちの体の根本は、1万年前からほとんど変わっていません。骨格などは大きく変化しましたが、生命機能や細胞などは1万年前のままです。**腸の発達を支えてきた腸内細菌が喜ぶのも、1万年前の人たちが食べていたようなもの**です。1万年前といえば、日本史でいうと縄文時代にあたります。本格的な稲作はまだ始まっておらず、狩猟採集をして食をつないでいた時代のことです。

「日本人は農耕民族だ。だから、米が大事」

という人がいますが、これは正しい情報ではありません。日本に農耕が伝わったのは、諸説ありますがだいたい5000年前とされます。ただ、すぐに全国的に広まったわけではなく、日本中で農耕が行われるようになったのは、さらにあとのことです。

それ以前は、木の実や果実、野草、キノコなどの植物を集め、川や海では魚や貝、海藻類をとって食糧としていました。動物を追って野山を駆け回っては、肉や昆虫も貴重なタンパク源としていました。人類が誕生したのは約700万年前、人間の直接の祖先となるホモ・サピエンスが誕生したのは約20万年前です。農耕が始まる以前、はるか昔から私たちの祖先は狩猟採集をして生きていたのです。

穀類を食すようになったのは、わずか5000年前のことです。人類の歴史から見ると極めて新しい出来事です。食物繊維をそぎ落として白く精製した白米を広く食べるようになったのは、もっと新しい出来事です。江戸時代、江戸で白米を食べることが流行し、全国へ広まっていきました。

私は、**白く精製した炭水化物は日本人の体にいまだ適応していないと考えています。白い炭水化物を常食する日本人に糖尿病が多いのが何よりの証拠**でしょう。

炭水化物とは、ブドウ糖など単糖類にあたる糖質と、多糖類にあたる食物繊維をあわせた総称です。炭水化物から食物繊維をそぎ落としたものが糖質であり、白い炭水化物です。

たしかに白米や、白い小麦粉を使ったパンやうどんなどの麺類は、おいしいものです。しかし、そのおいしさは、腸が感じているものではありません。脳が感じるものです。脳がブドウ糖をとくに必要とするのは、とっさの判断やストレス時の反応など、瞬発的な活動をするときです。現代社会のようにストレスフルな状況にあると、脳はたえずブドウ糖を要求することになります。体が疲れているときにもブドウ糖を欲します。こうしたときにブドウ糖が入ってくるから、脳は「おいしい」と感じるのです。

ところが、腸は白い炭水化物が大量に入ってくるのを嫌がります。小腸の直接の栄養源はグルタミン酸というアミノ酸の一種です。昆布やチーズ、緑茶、シイタケ、トマト、魚介類に豊富な「うま味」の成分です。大腸の栄養源は、腸内細菌が食物繊維を発酵させてつくる短鎖脂肪酸です。**小腸も大腸も、白い炭水化物を必要としていないのです。**それにもかかわらず、白い炭水化物が大量に入ってくると、腸はまっさきに消化吸収のために働かなければなりません。脳がブドウ糖を執拗に欲するからです。

白い炭水化物を食べ過ぎると、酸っぱい胃酸がこみ上げて胸焼けがし、おなかが張ってガスが大量に出たりするでしょう。それは、白い炭水化物の消化吸収に疲れた腸からの「もうやめて」というSOSです。

白い炭水化物のとり過ぎは、脳にとってもよいことではありません。オーストラリアのモナッシュ大学神経内分泌学者ゼーン・アンドリュース博士は、「糖質をとり過ぎると、食欲をコントロールする脳細胞が傷つく」という研究結果を報告しています。博士は、**白い炭水化物や砂糖などブドウ糖の豊富な食事ほど脳細胞を傷つけ、食欲のコントロールに支障を与え、肥満をつくる原因となっている**としています。

人体の成分比率と食事の成分比率があっていない

私たちの食生活が劇的に変わったのは、ここ20~30年間のことでしょう。ご自身の食事を振り返ってみてください。脳がいち早く満足感を得られ、より安く簡単に食べられるような、糖質にかたよった食事をしていないでしょうか。丼もの、ラーメン、うどん、そうめん、パスタ、パンなどだけで食事を成り立たせていませんか。

人体の主な成分比率は、タンパク質が約46%、脂質が約43%、ミネラルが約11%、糖質はわずか1%です。これに対し、私たちの食事の平均的な成分比率は、糖質が約68%、たんぱく質が約16%、脂質が約11%、ミネラルが約5%です。人体の組成に対して、摂取している栄養素の比率がまったく適合していません。こんなこと、おかしいと思いませんか。

私は、10年ほど前から「糖質制限食」を始め、重度の糖尿病を薬を使わずに治した経験があります。現在も**大事な腸を守るために、白い炭水化物を控えるという穏やかなスタイルで糖質制限を続けています**。おかげで一度も再発していません。

「糖質制限食」を否定する人たちは「糖質は体の大事なエネルギー源」といい、糖質を控えると体がエネルギー不足になると主張します。しかし、白い炭水化物は腸に害をなすものです。糖質をとるのならば、全粒穀物やイモ類など、食物繊維も丸ごと一緒の形でとりましょう。

「自然の恵みは丸ごといただく」というのが、動物としての人間にとって自然なことです。脳の求めるおいしさに惑わされて食物繊維をそぎ落とし、ブドウ糖を丸裸にしたような糖質を大量にとっているから、体がおかしくなるのです。

また、脂質もタンパク質も体のエネルギー源になります。これらをきちんととっておけばエネルギー不足になる心配はありません。脂質とタンパク質については、次項でお話ししましょう。

肥満は夜につくられる

厳密な糖質制限食を進める人たちは、全粒穀物やイモ類、果物なども控えています。しかし、これらには腸内細菌のエサとなる食物繊維がたっぷりと含まれます。全粒穀物やイモ類、果物は「食べ過ぎない」ことを前提に食べるとよいと思います。

全粒穀物やイモ類、果物は食べる時間帯も重要です。夜間は腸の働きがとくに活発になり、消化吸収力が高まります。同時に、膵臓から分泌される、糖質を分解する消化酵素の働きも高まります。糖質の吸収が速やかになるのです。いっぽうで、夜間は、体の活動量が落ち、たくさんのエネルギー量を必要としません。そのため、余った糖質は脂肪となって蓄えられやすくなります。「肥満は夜につくられる」というのは、こうしたサイクルがあるためです。ですから、**全粒穀物やイモ類、果物は朝食や昼食にとるようにして、夕食にはなるべく控えておくとよいでしょう。**

腸内細菌のエサになる炭水化物、ならない炭水化物

オリゴ糖や食物繊維は腸を元気にし、ブドウ糖や果糖は腸が嫌がる。「玄米など、表面を削っていない穀類には農薬の心配がある」という人がいるが、無農薬や減農薬などで米づくりをしている農家も多い。インターネットなどを活用して、安心して食べられる全粒穀物を探してみよう。

糖類の種類			腸内細菌のエサ
糖質甘味料	単糖類	グルコース（ブドウ糖）	○～×
		フルクトース（果糖）	
		ガラクトース	
	二糖類	スクロース（ショ糖）	○～×
		マルトース（麦芽糖）	
		ラクトース（乳糖）	
	オリゴ糖	フラクトオリゴ糖	◎
		大豆オリゴ糖	
		乳果オリゴ糖	
-	多糖類	食物繊維（不溶性）	○
		食物繊維（水溶性）	◎
		でんぷん	○～×
		グリコーゲン	○～×
糖質甘味料	糖アルコール	キシリトール	○～×
		ソルビトール	○
		マンニトール	◎

26

病気にならない体づくりには肉や油も必要だ

肉は体が欲するタンパク源

先ほど、縄文時代の食事こそが腸内細菌をもっとも喜ばせるものだとお話ししました。縄文時代というと、自然の中で原始的な生活と貧相な食事を強いられていたように感じるかもしれません。しかし、当時の生活を示す文献をあたると、季節に応じた豊かな食事をしていたことがわかります。

春から夏には山菜や貝類、秋には木の実やキノコ、鮭やマスなどの魚、冬にはイノシシやシカなど、自然の恵みを存分に得ていました。保存食をつくるなどの工夫もしていました。その食卓の豊かさは、弥生時代以降、被支配者層となった人々には手の届かないぜいたくな内容だったはずです。

縄文時代には、肉も食べられていました。「日本人は農耕民族だ」という誤った常識から、「日本人の体に肉はあわない。病気をつくるもとになる。タンパク質は大豆製品から得るのがよい」という人たちがいます。これほど命を縮める食事法はありません。

たしかに大豆製品は腸内細菌の大好物であり、大事なものです。私も、納豆や豆腐などは毎日欠かさず食べています。しかし、大豆だけではダメなのです。

人間の体は、タンパク質が約半分を占めています。私たちの体の全情報を示す遺伝子も、タンパク質からできています。タンパク質が不足すると、病気を起こさないような丈夫な体を築くことができません。

人が食べたタンパク質は、腸でアミノ酸という最小分子に分解されて吸収されます。タンパク質は20種類のアミノ酸で構成されていて、体内で合成できるものを非必須アミノ酸、合成できないものを必須アミノ酸と呼びます。必須アミノ酸は9種類あります。これらの必須アミノ酸は食事から摂取しなければ健康を維持できません。

肉は、アミノ酸の構成が人体にもっとも近いタンパク質です。**必須アミノ酸を人体が要求するようにバランスよく摂取できるのが、肉**なのです。魚ももちろん優れたタンパク源ですが、「人体が欲するように必須アミノ酸を供給してくれる」という点で考えれば、肉、そして卵に勝るものはありません。

ただし、肉は食べ方が重要です。**高脂肪高タンパクの食事は、大腸菌など腐敗菌の**

大好物となります。腸にすむ腐敗菌は、高脂肪高タンパクの食事が入ってくると、これをエサにしてアンモニアやアミン、フェノール、インドール、スカトール、硫化水素などの有害物質を生成します。これらの有害物質は活性酸素を発生させてがん細胞を生み出し、生活習慣病の原因物質をつくり、血圧の乱れを引き起こします。よって、肉は健康上食べたい食品でありながら、食べ過ぎてはいけない食品なのです。

腐敗菌が有害物質を大量につくり出すのは、彼らが異常に増殖してしまったときです。ですから異常増殖させない頻度で食べるのがポイントです。**理想は「週2回はステーキ、週5回は魚料理」を食事のメインにする**ことです。

肉を食べるときに脂肪分の多さを気にする人も多いでしょう。「ステーキを週2回」という頻度を守り、腸の消化吸収能力を超えて食べ過ぎることがなければ、脂肪分はさほど気にすることはありません。「コレステロールは少々高めのほうが長生き」というのは明らかな事実です。コレステロールは、私たちの体を構成する約60兆個の細胞膜の材料として使われます。性ホルモンの材料にもなります。とくに60歳を超えて性ホルモンの分泌が減ってしまっている人は、肉をもっと食べたほうがよいのです。

ただし、コレステロールなどの脂質は、活性酸素の害を受けやすいのも事実です。**肉料理を食べるときには、抗酸化成分を豊富に含むたっぷりの野菜を一緒に食べるようにしましょう。**抗酸化成分については、次々項目でお話しします。

亜麻仁油やエゴマ油をとろう

もう一つ、今の食事を劇的に変える秘策があります。それは、**油を変える**ことです。油を単なる調味料と思わないでください。油の成分も細胞膜の材料となるとともに、体を動かすエネルギー源になります。どんな油を体に入れてあげるかによって、体内環境はまったく違うものになります。良質な油をとる習慣ができると、体に悪い油が腸に入ってきたときに「油っぽさ」「油臭さ」を敏感に感じとれるようになるでしょう。

積極的に使ってほしいのは、オメガ3脂肪酸を含む油です。アレルギー疾患や自己免疫疾患、がん、糖尿病、脳卒中、心筋梗塞、認知症などはみな細胞の炎症が症状の悪化を引き起こす病気です。**オメガ3脂肪酸には、そうした細胞の炎症を抑える働き**

があります。これは、**亜麻仁油やエゴマ油、インカインチオイル**などに豊富です。

反対に使用を抑えたいのは、オメガ6脂肪酸を多く抱える油です。オメガ6脂肪酸は、細胞の炎症を引き起こす作用を持ちます。病気が体内で起こっていることを知らせるためにも、細胞の炎症は必要な人体機能です。しかし、オメガ6脂肪酸の摂取量が過剰になってしまうと、炎症が強く表れてしまうのです。

炎症系の病気を患う人が多いのは、オメガ6脂肪酸の過剰摂取が一つの要因になっています。現代人が多用するサラダ油やコーン油、ゴマ油などの植物油は、オメガ6脂肪酸を主成分とします。また、オメガ6脂肪酸は野菜なども含めほとんどの食品に存在しています。それにもかかわらず、油からも摂取するから過剰になるのです。

オメガ3脂肪酸とオメガ6脂肪酸は、摂取バランスがとても重要です。理想は1対4とされます。ところが、現代人の食事は1対10、極端な人になると1対50にもかたよってしまっています。このバランスの乱れが、炎症系の病気を引き起こします。

その弊害をとくに受けてしまうのは、腸です。細胞の新旧が入れ替わる新陳代謝のスピードは、臓器や組織によって異なります。腸の細胞はそれがもっとも早く、わずか1日で新旧が入れ替わります。オメガ6脂肪酸が大量に入ってくると、これを細胞膜の材料にして腸では細胞がどんどんつくられてしまいます。こうなると、炎症を起こしやすい状態が築かれてしまうのです。

また、脳に与える影響も深刻です。脳は、水分を除いた構成成分のうち約60%が脂質のため、摂取する油の影響を強く受けてしまうのです。**脳卒中や認知症、うつ病などは、オメガ6脂肪酸のとり過ぎが一つの原因として考えられています。**

ただし、オメガ3脂肪酸にもデメリットがあります。酸化しやすいのです。そのため、加熱調理には向かず、生でとるのが基本となります。

たとえば、生野菜に亜麻仁油やエゴマ油をまぶし、塩コショウとレモン汁で味つけするだけで、おいしいサラダができあがります。青菜のお浸しや納豆、味噌汁にたらすのもお勧めです。白米から玄米や五穀米に主食を変えると、最初は米粒の硬さや味わいに違和感を覚える人も多いでしょう。そうしたときには、ゴマ塩をふり、亜麻仁油をほんの少したらしてみてください。とてもおいしく食べられます。

オメガ3脂肪酸は、青背の魚にも豊富です。脂ののった新鮮な魚を刺し身で食べるようにすると、良質のオメガ3脂肪酸をとることができます。

なお、加熱調理に使う油は、オメガ6脂肪酸の少ないオリーブ油や流行のココナッツオイルなど、良質なものを選んで使うとよいでしょう。

油の選び方でもう一つ大事なことがあります。**「トランス脂肪酸はとってはいけない」**ということです。マーガリンやショートニング、大量生産の油などに多く含まれます。**揚げ物はトランス脂肪酸の塊のような料理**です。スナック菓子やアイスクリーム、クッキー、ケーキ、チョコレート、フライドポテトなどの食品にも含まれます。多くの手作りパンの店でも、マーガリンやショートニングは使われています。

トランス脂肪酸を含む油は安価で、「カリッ」「サクッ」とした食感を出すのを得意としています。しかし、これは人工的に操作されてつくられた油であり、専門家の間では「オイルをプラスチック化した」といわれています。命を縮める油なのです。

アメリカ食品医薬品局（ＦＤＡ）は２０１５年に食品への添加を3年以内に全廃すると発表しています。「今回の措置により、毎年数千件の命にかかわるような心臓発作を防ぐことができる」と説明しています。

27

保存料、食品添加物、抗生物質は腸内細菌を減らし免疫力を低下させる

「加工食品はノー！」という自由を選ぶ

腸内フローラを害する、注意すべき食べ物はまだあります。**食品添加物**です。

市販されている加工食品の多くに、食品添加物は含まれています。保存料（防腐剤）、甘味料、着色料、増粘剤（安定剤）、酸化防止剤、発色剤、漂白剤、香料、pH調整剤など多くの食品添加物が、日本では使われています。

食品添加物は、昔から使われてきたものです。たとえば、豆乳を固めて豆腐をつくるために「にがり」が使われたり、天然の植物で色づけをしたり、そうしたものも食品添加物の一種です。国や添加物を推進する組織が発する文言を見ると、「添加物は昔から使われてきており、危険ではありません。安全性が認められているもののみ食品に加えられています」と書かれています。たしかに、にがりは大量摂取しなければ、健康に影響ないでしょう。しかし、そうした一例に安心して、すべての食品添加物が安心安全であると、はたして本当にいえるのでしょうか。

私たちの体は、1万年前から変わっていないことはお話ししました。免疫の働きも変わっていません。免疫システムは、異物が侵入してくるとその排除にいっせいに働き始めます。このとき、活性酸素が発生します。活性酸素は、実は免疫システムの一部でもあったのです。その強い酸化力で、敵を消滅させる働きを持っています。

免疫システムにとって、1万年前になかったものは、異物と感知されます。**化学的につくられた食品添加物も、免疫システムにとっては異物**です。異物が入ってくれば、腸の中で活性酸素が発生します。人体はもともと活性酸素の害を消す働きを持っていますが、発生量が多すぎると、その処理能力をオーバーしてしまいます。こうなると、腸内細菌たちや腸粘膜が活性酸素を無用に浴びてしまうことになるのです。

1つの食品に含まれる添加物の量はたとえ人体に影響のない程度だったとしても、2つ3つの加工食品を同時に食べ続けていたら、本当に安全だといえるのでしょうか。毎食、加工食品を食べていて、はたして問題ないといえるのでしょうか。

腸の健康において、私がもっとも危ないと思っているのは、保存料（防腐剤）です。保存料は、細菌による腐敗を防ぐための薬剤です。これが腸に入ってくれば、腸内細菌に少なからず影響します。青山学院大学の福岡伸一教授の実験によると、食品を腐敗させる細菌を寒天培地に入れ、ソルビン酸をわずか0・3％添加したエチル培養液を加えると、細菌はまったく増殖できなくなることがわかりました。

ソルビン酸は一般的な保存料で、ハムやソーセージ、かまぼこなどの練り製品からパンやケーキ、チーズ、ケチャップなど広範囲の加工食品に加えられています。

保存料の危険性が周知されてきたおかげで、「保存料無添加」を明記する加工食品も多くなりました。コンビニ弁当や惣菜などに保存料不使用の流れも出てきています。しかし、これにもカラクリがあります。**保存料を使用しない一方で、日持ちをさせる合成添加物やpH調整剤などの添加物を数種類あわせて混入されることがあります。**

本来、食べ物とはその生命を断った瞬間から劣化が始まるものです。製造してから消費者の口に入るまでの長い期間、製品を腐らせずに安定した状態で商品棚に並べておくためには、こうした保存料の添加が必要なのです。しかし、それは販売者側の言い分でしょう。私たち消費者には、愛すべき腸内細菌を守るために、保存料など腸に悪い食品添加物を使った加工食品は口にしないという選択の自由があるのです。

「すべて手作りする」というとハードルが高く感じる人もいるかもしれません。しかし、**縄文時代の人が食べていたような素朴な料理が腸内細菌にとっては最高のごちそう**です。肉や魚は焼くだけ、野菜は生のままというシンプルな料理でいいのです。調理が面倒というならば、土鍋に食材を全部放り込み、味噌で味つけをした鍋にするという豪快料理でもいいでしょう。難しく考えず、できるだけ加工食品を口にしない生活を、簡単にできることから始めてみましょう。

抗生物質をむやみに飲まない

腸内細菌に悪影響を与えるもう一つの化学物質があります。それは抗生物質です。細菌の発育を阻害する薬で、最近は抗菌薬といわれることも多くなっています。

抗生物質は、風邪や中耳炎、食中毒などの感染症にかかったときに医師から処方されます。風邪のほとんどはウイルス性のものです。中耳炎もすべてが細菌感染とは限りません。ウイルス感染に対し、抗生物質は無力にもかかわらず、長い間乱用されてきました。今でも「風邪で抗生物質を飲む」ということに疑問を持たない医師や患者は多いでしょう。しかし、体にとってこれほど危険なことはありません。

抗生物質を飲むと、腸内フローラに混乱が生じます。その変化は、その人の体調や年齢に加え、抗生物質の種類や量、服用回数や期間によっても違ってきます。そうとはいえ、腸内細菌の数を減らし、腸内フローラに混乱をもたらすことは間違いありません。そうなれば、外から入ってくる病原菌に対する抵抗性を弱め、免疫力も落ちます。「感染症により免疫力が弱っていると細菌感染しやすくなるため、二次感染を防ぐ目的で抗生物質を投与する」という医師もいますが、現在、**抗生物質に二次感染を防ぐ働きはない**こともわかっています。

風邪で抗生物質を飲むときは慎重にならなくてはいけません。ふだんから腸内フローラを大事にする生活を送っていれば、むやみに風邪を恐れる必要はないのです。**体に生じる風邪の症状は、免疫細胞が病原体を排除する際に起こる炎症**です。「このつらさは、腸内細菌と免疫細胞が闘ってくれているおかげなのだな」とゆったりと体を休めていれば数日で治る風邪も多いのです。

28

冷凍キノコ、ニンニク酢、昆布酢で活性酸素の害を消す

抗酸化成分は野菜の中にある

私たちは、体内で活性酸素を過剰に発生させやすい時代に生きています。１万年前になかったものが身の回りにあふれているからです。

電化製品から発せられる電磁波、消臭剤や除菌剤、洗剤、柔軟剤などに含まれる化学物質、ダイオキシンや農薬、殺虫剤などの環境汚染物質はみな、活性酸素を発生させる原因となります。たとえば、駅の改札をＩＣカードで通るだけで電磁波を浴びることになりますし、除菌スプレーや消臭スプレーを吸い込むだけでも活性酸素は発生します。さらに、過剰な心理的・身体的ストレスも、活性酸素の発生源となります。

過剰な活性酸素は腸内フローラにもダメージを与え、細菌数を大きく減らしてしまいます。また、アレルギー疾患や認知症、生活習慣病の発症に活性酸素が関与していることもわかっています。皮膚細胞を劣化させてシミやシワ、たるみの原因にもなるので、いつまでも若々しくありたい人の大敵ともいえるでしょう。

多くの病気や症状を活性酸素が引き起こすのは、細胞や体内組織を酸化して変質させてしまうためです。いつまでも若々しく病気にならない体になるためにも、活性酸素の害は日々消していきましょう。

そのために心がけたいのは、**食事から抗酸化物質を積極的にとる**ことです。抗酸化物質は、植物の中に豊富に含まれます。植物は、光合成によって二酸化炭素をとり込んでは酸素を発生させます。酸素は活性酸素に変質しやすく、植物にとっても大きな脅威です。また、外敵が来ても逃げることはできませんし、紫外線にさらされても隠れることもできません。

こうした多くの害から身を守るため、植物は「香り」「苦み」「辛み」「色み」という、強力な刺激作用を備えた抗酸化物質を抱え込んでいます。それらの成分を「フィトケミカル」といいます。

フィトケミカルの種類は数千~数万もあると推定されています。強い抗酸化作用を持つことは共通していますが、種類によって薬効には個性があります。そうした個性は、同じ色みの植物性食品に共通して見られます。ですから、**野菜や果物、豆類、全**

粒穀物、ナッツなど、同じ色みにかたよることなく、植物性食品を彩り豊かに食べることが理想です。

さらに大事なのは、**旬や盛りの野菜を食べる**ことです。太陽光をたっぷり浴びた露地栽培の野菜は、フィトケミカルの含有量も多くなります。反対に、ハウス栽培の季節外れの野菜は値が上がっているにもかかわらず、健康作用は減っています。

キノコ、海藻、ニンニクは毎日食べよう

キノコも積極的に食べたい食材です。キノコには一見、「香り」「苦み」「辛み」「色み」というフィトケミカルの要素がありません。しかし、主成分であるβ-グルカンはフィトケミカルの一種であり、強力な抗酸化作用を持ちます。加えて、免疫賦《ふ》活《かつ》作用という特筆すべき薬理作用があります。免疫細胞のマクロファージを刺激して、T細胞の活性を高め、免疫力を強化します。がん予防にも効果を期待できる食材です。

β-グルカンは水溶性です。鍋や味噌汁などに入れた場合、汁にしみ出しています。

汁ものにしたときには、汁まで飲み切るようにしましょう。

わが家ではキノコの安いときにまとめ買いをし、石づきを落として小分けにし、密閉容器に入れて冷凍しています。キノコは冷凍すると、うま味成分が増えます。これを毎日の味噌汁の具に使ったり、キノコ鍋にしたりしています。

とくにシイタケはおすすめの食材です。「シイタケは精力をつけ、体によく、風邪を治し、血行をよくする」と中国・明の時代の医者はいっています。西洋でも不老長寿の力があると重宝されていました。こうした薬効は免疫力を向上させるものです。干しシイタケを常備しておき、日常的に食べましょう。密閉容器に入れて冷水に浸し、冷蔵庫で1日寝かせておくと、簡単にプリッとおいしく戻せます。戻し汁にもうま味成分がたっぷりしみ出しています。こちらも味噌汁や鍋の出汁として使いましょう。

海藻も毎日食べておきましょう。**昆布、ワカメ、メカブ、モズクなどのヌメリ成分は、フコイダンというフィトケミカル**です。フコイダンの健康作用については研究がさかんに行われていて、抗がん、コレステロール値の低下、血圧の低下、抗ウイルスなど多くの生理機能を持つことが明らかにされています。

私たち日本人の腸内には、海藻から栄養素をとり出す腸内細菌がいることは前にお話ししました。海藻を毎日食べておくことで、そうした腸内細菌を活性化しつつ、フコイダンの薬理作用も得られると考えられます。

さらに、免疫力の向上に効果が高いのは、**ニンニク**です。ニンニクの独特な香りや辛みは、硫化アリルというフィトケミカルによるものです。ニンニクは**生のまま食べると抗がん、抗菌、抗ウイルスの作用が、加熱調理すると血圧の低下、血流改善などの作用が期待できます**。

私は酢玉ネギを毎日食べていると前にお話ししましたが、これをつくる際、一緒に「ニンニク酢」と「昆布酢」もつくって、卓上調味料として愛用しています。ニンニクは皮をむいて、昆布はそのまま、それぞれ密閉容器に入れて酢を注ぎ、冷蔵庫で寝かせておくだけです。ニンニク酢は化学反応により一度青く変色しますが、日がたつと黄金色になります。こうなればできあがり。昆布酢は、つくってから2時間ほどで食べられますが、3日置いておくと味がまろやかになります。いずれも、醤油や味噌、亜麻仁油、エゴマ油などと混ぜれば、おいしいタレやドレッシングになります。

29

腸に開いた穴を塞げば大人の食物アレルギーはよくなる

腸の声を聞きながら食べる

「失って初めてわかる大切さ」という言葉があります。健康はその最たるものでしょう。体のどこかに不調が生じると、元気な体で過ごせる一日がどれほど大切でありがたいものか、身にしみて感じるものです。

健康で若々しくあり続けるために大切なことは、たった一つなのだと思います。それは、**腸の声を聞き、腸の声にしたがって生きる**ことです。腸には、あなたの分身である腸内細菌がいます。彼（彼女）を大切に愛しんでいれば、大病にかかることはないでしょう。腸内フローラが〝いい子〟に育てば、健康を増進する物質をどんどんつくり出すとともに、免疫力を高めてくれるからです。

腸内細菌の声を聞くには、下腹部に手を当て、素直な心で尋ねることです。

「腸ちゃん。あなたはこれを食べたいと思う？」

腸は「イエス」「ノー」を直感で伝えてくれます。そうした腸の声を敏感に感じとる練習を今日からしていきましょう。食品添加物がたっぷりの加工食品や白い炭水化物にはノー、旬の野菜にはイエスと腸は答えるはずです。

腸の消化吸収能力を超えて食べることも、腸内細菌に混乱を起こす元凶です。腸と相談しながら食事をすれば「腹八分目だよ。これ以上食べると困るよ」と教えるでしょう。こうした会話ができるようになると、体調はぐんぐんよくなっていきます。

腸内細菌の喜ぶものを中心に腹八分目に食べていれば、宿主のために働いてくれます。私たちは腸内細菌なしでは生きられません。**「人＋腸内細菌」で人間なのです。**

原因不明の不調は食物アレルギーが原因かも

体は腸内細菌との共有物であることを忘れ、好き勝手な食生活を送っているとどうなるでしょう。腸内フローラは乱れ、悪玉菌が増え、腸内細菌の総数は減ります。こうなると、次に心配されるのは「リーキーガット（腸管壁浸漏）症候群」を起こしやすくなることです。

リーキーガット（Leaky Gut）とは、小腸（Gut）の粘膜に穴が開いて、腸内にある多くの物質が血液中にあふれ出る（Leak＝リークする、漏れる）ことを意味します。腸には、腸内細菌がいますし、病原体が紛れ込んでいるかもしれません。未消化の栄養素もあるでしょう。こうしたものが腸から血液中に流れ込んでしまうと、さまざまな症状を引き起こすことになります。

たとえば、**体によい働きをしてくれる善玉菌も、本来いる場所から外れてしまうと重い病気を引き起こす原因菌となります**。たとえば、血液中に流れてしまうと、敗血症の危険性が高まります。敗血症とは、細菌感染が全身に及ぶ症状で、悪くすると死に至る病気です。また、臓器を覆う膜上組織に感染すれば、腹膜炎になりかねません。腸にいれば優秀な菌も、腹膜のような本来無菌の場所に入り込んでしまうと、激烈な炎症を起こす病原菌となってしまうのです。

リーキーガット症候群がおもとにあって起こる病気の中で、最近多くなっているのは、食物アレルギーです。アレルギーを起こす直接の原因物質は、すべてアレルゲンに含まれるタンパク質です。通常、タンパク質はアミノ酸という最小分子に分解されてから腸に吸収されます。ところが、腸粘膜に穴が開いているとタンパク質という大きな粒子のまま体内に入り込んでしまいます。すると、「異物がきた！」と免疫システムが反応し、アレルギー反応を起こすのです。

少し前までは、食物アレルギーは子どもの病気だと思われていました。ところが最近は、大人になって初めて食物アレルギーを発症する人も増えています。

食物アレルギーというと、全身にじんましんが現れ、顔が腫れ、のどがイガイガし、呼吸が苦しくなるなど、激烈な症状を起こすものだと思っている人は多いでしょう。アナフィラキシーショックといって、短時間のうちに全身に激しいアレルギー反応を起こすケースも珍しくありません。重篤な場合にはわずか数分で死亡してしまう恐ろしい症状です。

こうした急性の症状に対し、ゆっくりと穏やかに症状が起こる食物アレルギーもあります。これを「遅滞型」と呼びます。アレルゲンとなる食べ物をとってから6～24時間後に、イライラや不安などの心の不調、偏頭痛、めまい、肌荒れなど、日常的によく見られる不調が起こります。よって、本人も食物アレルギーと気づかないまま、原因不明の不調に悩まされることが少なくありません。

大人の遅滞型食物アレルギーの場合、頻繁に食べるものや好物が原因になっているケースが多いようです。もしもたびたび原因不明の不調が起こるようならば、その前に食べたり飲んだりしたものをチェックしてみましょう。同じものを摂取したあとにその不調がやってくるようならば、食物アレルギーになっている可能性があります。

他にも、リーキーガット症候群は、アトピー性皮膚炎や自己免疫疾患、過敏性腸症候群などの発症の他、風邪などの感染症にかかりやすくなるリスクを高めます。

ではなぜ、腸粘膜に穴が開いてしまうのでしょうか。腸細胞の新陳代謝のスピードはとても速く、わずか1日で新旧の細胞が入れ替わっていることはお話ししました。腸粘膜の再生を助けているのが腸内細菌です。ですから、**腸内フローラが貧弱な状態にあると、細胞の新生がうまくいかず、腸粘膜に穴が開きやすくなる**のです。

リーキーガット症候群の改善には、腸内細菌の数を増やして腸内フローラを整えることが第一です。そうして腸細胞の新陳代謝が滞りなく行われるようになれば、腸の穴はだんだんと塞がり、それにともない不快な症状もやわらいでいくでしょう。

30

日本人の腸内フローラは世界で最低水準。毎日の大便チェックを状態改善に役立てよう

大便は腸内フローラからのラブレター

「腸年齢」という言葉があります。腸内フローラの状態を表す指標として使われ、**腸年齢が若い人ほど腸内フローラがよい状態**であることを示します。腸年齢は、善玉菌に属する細菌群と悪玉菌に属する細菌群のバランスによって決定づけられます。

私は、発展途上国を中心にこれまで70カ国以上を医療調査に訪れました。その際に現地の人たちの大便をわけてもらい、腸にすみつく微生物について調べてきました。

その中でわかったことがあります。**日本人の大便は、世界各国の中ではなはだ貧弱になり、腸年齢が老けてしまっている人が多い**ことです。現代人のウンコは、戦前の人たちの半分から3分の1にまで減っています。ウンコの量が減っているということは、腸内細菌もそれだけ減っているということです。私が以前調べた大便の中で印象的だったものの一つは、20代の若い女性のものです。自炊が嫌いでお菓子ばかり食べているという彼女のウンコは80グラムしかなく、強烈な匂いがしました。培養検査をすると、悪玉菌ばかり見つかり、善玉菌はほとんどいません。腸年齢は、推定70歳。実年齢と腸年齢は相関しません。

腸年齢が若ければ病気を遠ざけて若々しくあり続けられますし、腸年齢が実年齢以上に老いてしまえば、病気や老化を招きやすくなるでしょう。

では、自分の腸年齢はどのように知ることができるでしょうか。第一には、大便とオナラの匂いからわかります。自分のものでありながら、**「ウッ」「ツーン」とくるほど臭い場合には、腸年齢がかなり高齢化している**と予測できます。大便やオナラですからある程度の匂いはあたりまえですが、不快な匂いがしない場合には、腸年齢が若いといえます。乳酸菌やビフィズス菌は食べたものを発酵させますが、悪玉菌のようにタンパク質や脂質を腐敗させる働きは持ちません。ですから、善玉菌がよく働いている腸がつくる大便は、臭さが少ないのです。

もう一つは、大きさです。**バナナ3本分が理想**であり、それより量が減っていくごとに腸年齢も高齢化している状態にあります。

そして最後に形です。**立派なさつまいも状がハイクラスのウンコ**で、崩れていたり、コロコロウンコだったりするのは、老けこんだ腸がつくるウンコです。また、ウン切れが悪く、ペーパーにべっとりつくのもよい状態ではありません。

日本では水洗の洋式トイレが主流となっています。このことも腸内フローラによい影響を与えていないと私は考えています。大便は「体からの大きな便り」と書きます。腸の状態を教えてくれる、腸内フローラからの〝ラブレター〟なのです。ところが、水洗の洋式トイレは、後ろ向きにウンコをして、それを振り返るまもなくジャーと水で流してしまいます。これでは腸内フローラの状態を知ることなどできません。

最近は、下痢症だったり便秘症だったりする人も多くなっています。**便通異常は、腸年齢が高齢化している証**です。ストレスから過敏性腸症候群になる人も増えています。通勤時に下痢になったり、多忙な生活により便秘になったりする症状です。男性は下痢症になる人が目立ちますが、これはストレスに加えて、夜、暴飲暴食をすることにも一因があるのかもしれません。夜に冷たい酒を飲み過ぎると腸が冷えて、翌朝下痢を起こしやすくなります。

便秘も放っておいてはいけません。腸内の腐敗が進み、有毒なガスが体内に回りやすくなるからです。パーキンソン病の前には、多くの場合、便秘があるとも報告されています。この因果関係については研究されているさなかですが、腸内フローラの変動が関与していると見られています。

下痢症も便秘症も、ここまで述べてきたような腸内細菌が喜ぶ食生活を送っていれば、必ず改善できます。腸内細菌によい食生活を始めれば、早ければ2〜3日で改善の兆しが見られることでしょう。

腸内フローラの検査よりも大便チェックを

腸内フローラに注目が集まっている中、新しい検査が売り出されています。大便に含まれる腸内細菌の遺伝子を調べ、どんな菌が腸にいるのかを示す検査です。自由診療になるので健康保険は使えず、だいたい2万5000〜3万円かかります。雑誌などでとり上げられることも増え、気になっている人も多いでしょう。

私も試しに検査を受けてみました。遺伝子解析といっていますが、菌の種類を6つしか調べておらず、今のところ精度の高い検査とは感じませんでした。３万種あるうちの６種類ですから、腸内フローラを正確に表すのは難しいでしょう。

私自身の結果からお話しすれば、冷静に見ても「そんなはずないだろう」というものでした。毎朝バナナ３本分の良質の排泄をし、食物繊維とオリゴ糖とフィトケミカルをしっかりとり、酢玉ネギやニンニク酢、昆布酢を愛用し、亜麻仁油をとるというように、腸内細菌を大切に育む生活を送っています。食品添加物を含む加工食品や白い炭水化物は極力口にせず、抗菌・除菌スプレーも薬用石鹸もわが家にはありません。ところが、ビフィズス菌はゼロ、乳酸菌群が10％強というものでした。

腸内フローラの状態は、毎日の食事に大きな影響を受けます。生活やストレスの状態にも左右されます。その日、その日で違うものです。検査を受けたその日がたまたまよいこともありますし、その反対もあるでしょう。検査を受けた人の結果を見せてもらっても、だいたいみんな悪く出ているようにも感じます。

こうした数値に頼るよりも、まずは自分の腸の声を聞き、大便を観察することのほうがはるかに大事で、正確な状態を知ることができるはずです。

コラム

藤田先生の食事を見てみたい！

75歳を過ぎてなおも若々しく、エネルギッシュな藤田先生。研究と執筆の活動のかたわら、講演のため全国を飛び回るという多忙な毎日を過ごされています。現在は、抱えている病気も常用する薬もゼロとのこと。藤田先生は毎日、どのような食事をしているのでしょうか。一例をあげていただきました。

藤田先生は食事の内容だけでなく、食べる雰囲気や食べ方、量も大事といいます。「食事は楽しくおいしくいただいてこそ、体によい影響をもたらしてくれます。『楽しい』『おいしい』という思いで食べると、食事中からエネルギーの燃焼が行われ、脂肪が体に蓄えられにくくなることもわかっています。反対に、どんなに腸によいものを食べていても、『ながら食べ』や『マイナスの感情を感じながらの食事』はNGです。よく嚙んで腹八分目で食べることも大事。口は第一の消化管ですし、唾液には抗酸化成分も含まれます。また、腸の消化吸収能力を超えて食べ過ぎると、腸内フローラにダメージを与えてしまいます。早食い、食べ過ぎは老化を自ら招く食べ方です」

飽食の現代、手軽さや満足感などが追い求められやすいなか、「なんのために食べるのか」という大切なことを、私たちは見落としがちになっていないでしょうか。「人＋腸内細菌＝自分」という方程式を忘れず、幸せな食べ方を大切にしていきたいものです。

ある日の食事メニュー

【朝食】　◎蒸し鶏とたっぷり野菜のサラダ、◎納豆汁、◎湯豆腐（味噌だれ）

【昼食】　◎五穀米（小さな茶碗半分）、◎豚汁、◎サバの塩焼き、◎マグロのネバネバ3兄弟あえ(ネバネバ3兄弟とは、納豆、オクラ、山芋をよく混ぜたもの)、◎インゲンのゴマあえ

※ふだんの昼食は、研究室の近所にあるバイキング形式の定食屋でとります。和食の定食屋で、副菜に野菜がたっぷりつくような店を選ぶとよいでしょう。

【夕食】 ◎牛ロース肉のステーキ、ブロッコリー、◎野菜サラダ、◎全粒粉のパン（小さなもの1個）、◎ビール

※この日はお気に入りのステーキ屋さんで食事。「今日はステーキの日」と決めたら、腸と相談しながら食べたい肉を腸に負担をかけない量をおいしくいただきます。夕食にはビールか、焼酎のお湯割りを1〜2杯飲みます。

※自宅で夕食をとるときには、季節の野菜やキノコ、豆腐などを使った鍋料理や刺身がメインになります。食事の前には、小皿1杯分の生キャベツを味噌をつけて食べる「食前キャベツ」を実践。キャベツには腸内細菌の大好物である食物繊維やフィトケミカルがバランスよく含まれています。

おわりに　～笑う者の腸には福来る～

本書では腸内フローラを元気にする方法として、食生活を中心にお話ししてきました。ただ、生活習慣も大事です。

腸内フローラを元気にする生活習慣は主に次の5つです。

【1】朝起きたら外に出て深呼吸をする
【2】疲れない程度の適度な運動をする（朝のラジオ体操でもＯＫ）
【3】ぬるめのお風呂にゆっくり浸かって腸を温める
【4】夜更かしをせず、寝室は真っ暗にして寝る
【5】休日には自然の中に出かけていく

この5つをぜひ、日々の生活習慣に組み込んでみてください。いずれも、あなたが毎日していることにほんの少し行動を加えるだけでできるでしょう。こうしたささやかな生活習慣が腸の動きをよくし、腸内細菌を増やすことに役立ちます。

そしてもう一つ、心にとめておいていただきたいことがあります。

「笑う者の腸には福来る」

ということです。ストレスがどれほど腸内環境に悪影響を与えるかはお話ししました。脳はだまされやすいので、口角を上げて笑顔をつくっているだけで「今、うれしいんだな」と勘違いしてくれます。その脳の勘違いは、腸によい影響をもたらしてくれます。

笑いは、免疫力の向上にもおおいに役立ちます。アメリカのジョンズホプキンス病院では患者さんに「精神健康」という冊子を配っています。そこには「笑いは体内のジョギングである」と書いてあります。笑いはNK細胞（免疫システムのパトロール部隊とも称される重要な免疫細胞）の生成と活性化をうながし、感染症を防ぐばかりでなく、がんの治療にも効果があるとしています。

自分を笑わせる環境に積極的に出かけていくことも腸の健康には最高です。声を上げて笑うと横隔膜が動き、腸に心地よい振動を与えてくれます。私は落語が大好きなので、暇を見つけては寄席に行くようにしています。車に乗るときには、好きな落語のCDを流し、1人でケラケラと笑っています。講演会で私が壇上に立ったときには、聞きにきてくださった方々の腸内環境に少しでもお役に立てればと、ダジャレを連発します。ダジャレがすべってしまったときには「ここは笑うところですよ」と無理にでも笑っていただいています。

こんなふうに考えると、腸内細菌によい生活習慣とは、宿主である私たちにとって楽しいこととわかります。楽しいという気持ちが腸内環境を整えてくれるのです。

食事も同じです。「加工食品を食べてはいけないなんて、自分には無理」と思う人もいるかもしれません。でも、腸によい食事は本当の意味でおいしいものです。体が若返っていく心地がします。私たちはおなかをいっぱいにし、脳を満足させるために食事をするのではありません。体と心をよりよく築くために食事をするのです。目的を見失わなければ、ものごとを見誤ることはありません。
マハトマ・ガンディーはこんなことを語っています。

信念が変われば、思考も変わる
思考が変われば、言葉も変わる
言葉が変われば、行動も変わる
行動が変われば、習慣も変わる
習慣が変われば、人格も変わる
人格が変われば、運命も変わる

あなたの運命を変えるのは、「腸内細菌によい生活をできるところから始めてみよう」という思いです。この信念を持ったことが、腸にいる「もうひとりの自分」である腸内フローラを〝よい子〟に育て、健康で若々しく病気にならない体と心を築いていくことにつながっていきます。

できることから1つずつ始めていけばよいのです。そうして、どうぞ腸内細菌を人生の味方につけてください。より楽しく充実した人生を築くためのベストパートナーは、あなたのおなかの中にいるのです。

藤田紘一郎

2015年8月

最新！腸内細菌を味方につける30の方法

健康・長寿・美容のカギは腸内フローラと腸内細菌！

著者　藤田紘一郎

2015年8月25日　初版発行
2019年6月10日　3版発行

藤田紘一郎（ふじた・こういちろう）
1939年、旧満州生まれ。東京医科歯科大学卒業。東京大学医学系大学院修了、医学博士。金沢医科大学教授、長崎大学教授、東京医科歯科大学教授を経て、現在、東京医科歯科大学名誉教授。専門は、寄生虫学、熱帯医学、感染免疫学。1983年、寄生虫体内のアレルゲン発見で、小泉賞を受賞。2000年、ヒトATLウイルス伝染経路などの研究で日本文化振興会・社会文化功労賞、国際文化栄誉賞を受賞。主な近著に、『50歳からは炭水化物をやめなさい』（大和書房）、『脳はバカ、腸はかしこい』（三五館）、『腸をダメにする習慣、鍛える習慣』『人の命は腸が9割』『体をつくる水、壊す水』（ワニブックス【PLUS】新書）などがある。

発行者　佐藤俊彦
発行所　株式会社ワニ・プラス
〒150-8482
東京都渋谷区恵比寿4-4-9えびす大黒ビル7F
電話　03-5449-2171（編集）
発売元　株式会社ワニブックス
〒150-8482
東京都渋谷区恵比寿4-4-9えびす大黒ビル
電話　03-5449-2711（代表）

編集協力　高田幸絵　寺林真規子
装丁　橘田浩志（アティック）
小栗山雄司
DTP　平林弘子
印刷・製本所　大日本印刷株式会社

ISBN 978-4-8470-6084-7
ワニブックス【PLUS】新書HP　http://www.wani-shinsho.com